꽃보다

콩

꽃보다 콩 내 몸을 살리는 이소플라본 이야기

발행일   2016년 2월 12일

지은이   유 경 화
펴낸이   손 형 국
펴낸곳   (주)북랩
편집인   선일영   편집   김향인, 서대종, 권유선, 김성신
디자인   이현수, 신혜림, 윤미리내, 임혜수   제작   박기성, 황동현, 구성우
마케팅   김회란, 박진관, 김아름
출판등록   2004. 12. 1(제2012-000051호)
주소   서울시 금천구 가산디지털 1로 168, 우림라이온스밸리 B동 B113, 114호
홈페이지   www.book.co.kr
전화번호   (02)2026-5777   팩스   (02)2026-5747

ISBN   979-11-5585-928-5 03510 (종이책)   979-11-5585-929-2 05510 (전자책)

이 도서의 국립중앙도서관 출판예정도서목록(CIP)은 서지정보유통지원시스템 홈페이지(http://seoji.nl.go.kr)와
국가자료공동목록시스템(http://www.nl.go.kr/kolisnet)에서 이용하실 수 있습니다.
(CIP제어번호 : CIP2016003266)

성공한 사람들은 예외없이 기개가 남다르다고 합니다.
어려움에도 꺾이지 않았던 당신의 의기를 책에 담아보지 않으시렵니까?
책으로 펴내고 싶은 원고를 메일(book@book.co.kr)로 보내주세요.
성공출판의 파트너 북랩이 함께하겠습니다.

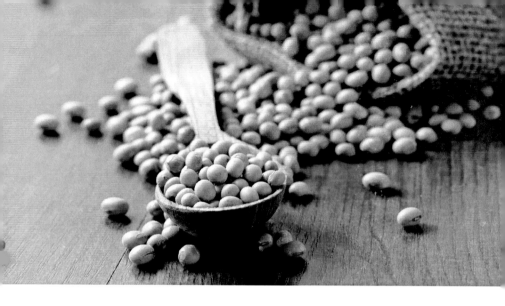

내 몸을 살리는 이소플라본 이야기

각종 질병과 유해환경으로부터
건전하게 나를 지키는 방법!

아침에 커피 대신 두유 한 잔으로
똑똑한 하루를 시작해 보자!

꽃보다

콩

유경화 지음

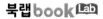

머리말

 필자는 여성의학 전문의이다. 현재는 산부인과적 진료에서 일시적으로 손을 놓고, 미용 쪽으로 일탈을 하고 있지만 말이다.
 그래서 늘 고민이 많다. 여성의 건강과 행복에 대한 고민이다. 미용도 일종의 여성에 대한 고민에서 출발했다. 고민을 안고 병원을 찾는 사람 중의 대부분이 여성들이지 않은가.
 늘어나는 평균 수명, 상대적으로 길어지는 폐경 후 살아야 하는 시간들….

 젊게. 건강하게. 즐겁게.
 이 세 가지는 나이가 들어갈수록 더욱더 우리를 갈증나게 하는 단어들이다.

그래서 여러분께 자신있게 '이소플라본'을 소개하고자 한다. 이소플라본에 대한 논문이나 연구 자료들이 이미 그 효과를 입증하고 있고, 특히나 우리나라, 일본, 중국 등은 예로부터 대두를 기반으로 하는 식품이 발달해서, 콩식품은 우리에게 너무도 친숙하다. 그리고 고맙게도 비싸지도 않다.

조금만 부지런하면 젊게. 건강하게. 즐겁게. 살 수 있다는 말이다!!

어렵고 학구적인 용어나 과정은 간소화했다.

이소플라본에 대한 연구자료들을 바탕으로 이소플라본의 효과를 설명하였고, 그 효과를 바탕으로 언제부터, 어떻게 섭취하여야 하는지에 대한 고민을 함께 하고자 한다.

여성의학 전문의로서 폐경 여성들이 약(호르몬제)에 대해 가지는 걱정과 공포를 잘 알고 있다.

이 또한 여성의학을 전공하는 의사들의 고민이기도 하다.

많은 대체제가 있지만, 필자는 예로부터 우리 민족이 안전하게 섭취해 왔고, 과학적으로도 그 효용성이 입증되고 있는 이소플라본을 강추하는 바이다.

갱년기 여성은 물론, 남녀노소 누구나 이소플라본을 섭취하여 건강도 챙기고 젊음도 챙기고 더불어 마음도 즐거워지는 경험을 할 수 있기를 바란다.

희귀한 약초나 비싼 외국산 재료를 사용한 식품이 아니라, 우리가 손을 뻗기만 하면 시장에서 싸게, 손쉽게 구할 수 있는 우리의 먹거리로 건강을 챙기는 사람들이 많아지면 좋겠다.

자세한 내용은 차후에 하나씩 풀어보도록 하겠다.

끝으로 이 책이 나올 수 있도록 도와주신 많은 분께 감사의 말씀을 드린다. 특히, 끊임없는 자극과 격려와 영감을 주는 유성식 원장님과 동반자로서 항상 옆에서 아끼고 도와주는 사랑하는 남편 김태영 씨에게 감사의 말을 전한다.

CONTENTS

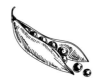

제4장 남/녀/노/소 누구나
이소플라본을 챙겨야 하는 이유

에스트로겐의 작용에
대한 간단 리뷰(review)

에스트로겐이 여성호르몬인 것은 다들 알 것이다.

여기시는 여성으로시의 외형을 갖게 하고, 생리가 반복되도록 하고 임신을 가능하게 하는 여성호르몬으로서의 기능 외에, 에스트로겐이 우리 건강에 미치는 영향을 간단히 살펴보겠다.

그러면 에스트로겐과 비슷한 구조를 가지는 "이소플라본(iso-flavone)"의 효능을 이해하는 데 도움이 될 것이다.

1. 에스트로겐은 뼈(특히, 척추뼈)가 약해지는 것을 막는다.

2. 에스트로겐은 나쁜 콜레스테롤(LDL-cholesterol)을 감소시키고 좋은 콜레스테롤(HDL-cholesterol)을 증가시키며, 직접적으로 강심제로서 작용하기도 한다.

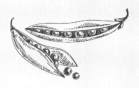

3. 에스트로겐은 혈관을 이완시키고, 혈소판이 응집되는 것을 막아준다. 즉, 동맥경화를 막아주는 천연의 항고혈압제이다.

4. 에스트로겐은 당대사를 개선시킨다. 즉, 혈당을 떨어뜨린다.

5. 에스트로겐은 항산화작용이 있다.

6. 에스트로겐은 항비만효과가 있다.

7. 에스트로겐은 피부탄력을 개선시키고, 노화를 지연시킨다.

제1장

평균 수명의 증가가 의미하는 것,
그리고 그것을 준비하는 자세

빨라지는 여성 갱년기,
그리고 길어지는 평균 수명

　2011년 기준 한국의 평균 수명은 남자 77.6세, 여자 84.4세로 여자가 남자보다 6.8년을 더 산다는 통계가 있다.

　평균적으로 46세경 갱년기에 접어들고, 51세쯤이면 생리가 완전히 멈추는 폐경이 온다(갱년기가 오고 폐경이 1~2년 만에 오는 사람도 있고, 8~10년 후에 오는 사람도 있지만 말이다).

　물론 유전적인 차이가 있으나, 흡연을 하거나 이전에 자궁 또는 난소 수술을 받았던 여성, 마른 여성의 경우는 폐경이 좀 더 일찍 오는 경향이 있다.

　특히나, 요즈음은 불규칙하고 질이 떨어지는 식생활, 만성적인 스트레스, 운동부족 등으로 초경 연령도 빨라지고, 폐경 연령도 빨라지는 추세이다.

평균 수명은 길어지는데 폐경은 빨라지니, 폐경 후 호르몬(에스트로겐)으로부터 보호받지 못하는 시간이 얼마나 길어진 것인가?

여성의 삶의 반 이상이 폐경 후 노년기가 차지하게 되는 것이다.

현대를 살아가는 우리는, 예전의 선배들보다 더 똑똑해져야 한다. 앞으로 어떻게 살 것인가도 고민해야 하고, 어떠한 몸상태(건강상태)로 살 것인가도 고민해야 한다.

마르고 앙상한 겨울나무와 같은 모습이 아니라, 푸르름을 간직하고 생기있는 나무와 같은 상태의 노후를 맞이하기 위해, 젊어서부터 시간과 노력과 생각을 투자해야 한다.

지금부터라도 한 번쯤 같이 생각해보자.

나를 힘들게 하는
갱년기 증상들

안면홍조(hot flushes)가 가장 흔한 증상으로, 목 및 얼굴 쪽으로 짧게는 30초, 길게는 10분 정도 지속되는 열감이 왔다가, 그 이후에는 땀이 나고 추워지는 증상이 하루에도 수시로 나타난다.

두꺼운 옷 하나보다는 얇은 옷을 여러 겹으로 입고, 너무 맵거나 뜨거운 음식은 피하도록 하고, 스트레스에 대한 이완요법을 하고, 규칙적으로 운동을 하는 것이 도움이 된다고는 하나, 당사자에게는 무척이나 괴로운 증상이다.

다행히 호르몬 치료에 반응이 빠르고, 치료하지 않더라도 3~5년이 지나면 자연히 좋아지는 경우가 많지만, 안면홍조가 있는 몇 년간은 정말 괴롭다.

이런 안면홍조나 발한의 증상이 저녁에 반복되게 되면 수면장
애도 오게 된다.

폐경이 되면 요도나 질의 위축이 오게 되어, 방광염에 걸리기
도 쉬워지고, 질 점막의 위축으로 성교시 불편하고 통증이 오게
된다. 냄새 나는 질 분비물이 늘어나기도 한다.
기본적으로 폐경 후에는 질 위축이 있는데다가, 질 위축에 의
한 요도염, 성교 후 불편감 등으로 인해 성 욕구가 감소하게 되
고, 그러한 욕구의 감소는 성교시의 분비물을 충분히 분비시키
지 못해 성교시 통증이 더 심해지는 악순환이 계속될 수 있다.
이런 경우는 병원에서 상담 및 치료를 받아야 건강한 성생활을
유지할 수 있다.

<표 1> 갱년기 증상의 자가진단 항목 (Kupperman Index)

| 4 | Vasomotor (안면홍조, 발한)
: 폐경여성의 75%가 겪는 가장 흔한 증상이다. |
| 2 | Paresthesia (감각이상) |

2	Insomnia (불면증)
2	Nervousness (신경과민)
1	Melancholia (우울증)
1	Vertigo (현기증)
1	Weakness (피로감)
1	Arthralgia and myalgia (관절통, 근육통)
1	Headache (두통)
1	Palpitation (빠른 맥박)
1	formication (벌레가 기어다니는 듯한 피부의 이상감각)

자, 본인의 증상을 체크해 보았는가?

생리가 불규칙해진 여성이라면 상기 항목의 50% 정도는 대부분 가지고 있을 것이다. 만약, 그렇지 않다면 나는 참 행복한 여성이라고 생각하고, 다른 스트레스를 이기길 바란다.

그리고 젊은 여성이 저런 증상이 있다면 당장 병원을 방문하고, 뽀대나는(?) 커피 대신 두유 한 잔을 손에 들기를 권한다.

＊ 갱년기 증상의 자가진단에 대해 좀 더 설명해 보자면, 각 항목의 앞에 있는 숫자는 '상대점수'이다.

그리고 각 항목의 심한 정도에 따라 경중(1점), 중등도(2점), 중증(3점)으로 점수를 차별화해서, 각 항목의 상대점수와 곱하기를 하고, 그 점수들을 더해 보라.

이것을 '환산점수'라 부르고 갱년기증상의 심한 정도를 나타낸다.

15~20점 : 경증

21~34점 : 중등증

35점 이상 : 중증

예를 들어서, 심한 안면홍조, 심한 불면증, 경도의 우울증, 중등 정도의 신경과민의 증상을 호소하는 여성이라면,

(4×3)+(2×3)+(1×1)+(2×2)=23점

즉, 중등증의 갱년기증상을 가지고 있다고 생각하면 된다.

증상 없이 내 몸을 잠식하는
갱년기 변화들

여성은 자연의 섭리에 의해 남자보다 보호를 받는 존재이다.

에스트로겐이라는 호르몬이 혈관을 튼튼하게 하고, 심장을 튼튼하게 해 주다가, 갱년기 이후부터는 그런 기능이 확 떨어져 버린다. 탄력적이던 혈관이 굳어져서 혈압도 올라가고, 나쁜 콜레스테롤(LDL-cholesterol) 처리 능력도 떨어지고, 당대사 능력도 떨어지고, 기억력도 떨어지고, 뼈도 약해지고…

로프를 허리에 묶고 20m 아래의 절벽으로 갑자기 떨어지면 얼굴이 확 쏠리는 것처럼, 여성의 몸은 갱년기 전후로 많은 변화를 겪게 된다. 내가 그 증상을 느끼든 느끼지 못하든 말이다.

폐경기 전후 5년의 건강관리가
평생을 좌우한다

갱년기는 성인 여성이 겪고 싶지 않은 제2의 격랑의 시기이다. 여성호르몬(에스트로겐)이 감소함으로 인해, 젊어서 보호받던 많은 기능들이 보호를 받지 못해서 심한 파도를 겪는 시기이다.

폐경기를 전후하여 5년 이내의 시기를 잘 관리하지 못하면 내 몸 속의 여러 기능들이 상하게 되어, 다시 되돌릴 수가 없다.

이 시기를 잘 관리하여야 젊게. 건강하게. 즐겁게. 살 수 있는 것이다.

평균 수명이 60세 정도만 된다면, 50세에 폐경이 되고, 10년 동안 재수 좋게도 안 아프고, 안 다치고 잘 살다가 생을 마감할 수도 있을 것이다.

그러나 지금은 평균 수명이 90세를 바라본다. 어떤 사람은

100세까지도 살 수 있을 것이다. 그럼 50세에 폐경이 된다고 치면, 폐경 후의 인생이 40~50년은 된다는 말이다.

자 그럼 이제 한번 따져보자.

인생의 전반기를 보내고, 인생의 후반기를 어떤 몸으로 살고 싶은지….

젊게. 건강하게. 즐겁게. 살고 싶지 않은가!!

폐경 전후 5년 동안 내 몸을 아끼고 잘 관리하여, 뼈가 약해지지 않도록, 나쁜 콜레스테롤이 내 혈관을 막지 않도록, 비만하지 않도록, 혈당이 올라가지 않도록, 혈압이 올라가지 않도록 적절한 식이와 운동과, 필요한 경우 치료제(호르몬제)도 같이 사용하여 관리하여야 한다.

갱년기 호르몬 치료가 갱년기 증상 완화뿐 아니라 폐경 후의 골다공증과 심혈관 질환을 낮춰 준다는 사실은 이미 정립되어 있다(1-5).

특히, 폐경 후 척추뼈의 흡수가 빨리 진행되는데, 폐경 후 5년 이내에 호르몬 치료를 잘 받는 것이, 뼈가 약해져서 골절이 생기는 확률을 적게는 50%에서 많게는 80%까지 감소시킨다고 한다.

생리가 없다는 것에 자존심 상하고 슬퍼할 것이 아니라, 내 몸속에서 일어나는 일들에 관심을 가지고, 사춘기에 버금가는 변화를 겪는 여성 갱년기를 현명하게 잘 관리해야 한다.

호르몬 치료제의 경우 지속적으로 에스트로겐에 노출되면 자궁내막이 비후되고, 자궁내막암의 발생 가능성이 높아지므로 에스트로겐과 길항작용을 하는 progestins가 같이 포함되어 있는데, 이 progestins의 유방에 대한 심각한 부작용(유방암 발생률 증가)이 보고되면서[7-10], 호르몬 대체요법을 꺼리고, 안전한 대체품을 찾는 여성들이 늘고 있다.

이소플라본은 말초 조직에서 에스트로겐과 같은 역할을 하기도 하고, 유방에 대해서는 항 에스트로겐과 같은 역할을 하기도 해서, 에스트로겐 부족시 생기는 다양한 갱년기 증상과 골다공

중, 혈중 콜레스테롤 농도 등에 좋은 영향을 미치는 한편, 유방암 발생률은 낮추는 결과들이 보고되고 있다(심지어 기존 유방암 환자가 이소플라본을 섭취하면 암의 재발이나, 전이 및 그로 인한 사망률이 감소한단다).

이소플라본이야말로 여성의학 전문가들과 많은 여성들이 찾고 있던 신이 주신 선물 아니겠는가!! 물론, 아직도 효과가 검증되지 않았다고 반박하는 학자들도 여전히 있기는 하다. 필자는 그런 사람들에게, 이소플라본 섭취가 많은 아시아국가(한국, 일본, 중국 등)의 여성들이 미국이나 유럽처럼 이소플라본 섭취가 적은 국가의 여성들보다 유방암 발생률이 낮고, 남자는 전립선암 발생률이 낮다는 사실을 인정하지 않는지 물어보고 싶다(11).

이소플라본을 고농도로 섭취했을 때의 부작용에 대한 연구는 아직 부족하지만, FDA가 권장한 하루 섭취량(이소플라본 50mg)으로는 어떤 위해도 보고되고 있지 않다.

효과가 미약하다는 보고는 있긴 하지만 말이다..

그렇다면 호르몬 대체요법은 겁이 나서 못하겠다는 여성이라면, 충분히 이소플라본을 섭취할 만한 가치가 있지 않을까?

　필자에게 "갱년기가 오면 먹을래 말래?" 물어본다면, "먹는다."
에 두 손, 두 발 다 들겠다.

　아니, 갱년기가 올 때까지 기다릴 필요가 없다. 지금도 건강을
비축하기에 빠르지 않으니까..

[인용논문]

1. Thorneycroft IH. Practical aspects of hormone replacement therapy. Prog Cardiovasc Dis 1995;38:243-54.

2. Ettinger B, Friedman GD, Bush T, Quesenberry CP Jr. Reduced mortality associated with long-term postmenopausal estrogen therapy. Obstet Gynecol 1996;87:6-12.

3. Stampfer MJ, Colditz GA. Estrogen replcement therapy and coronary heart disease: a quantitative assessment of the epidemiologic evidence. Prev Med 1991;20:47-63

4. Barrett-Connor E, Grady D. Hormone replacement therapy, heart disease, and other considerations. Annu Rev Public Health 1998;19:55-72.

5. Henderson BE, Paganini-Hill A, Ross RK. Decreased mortality in users of estrogen replacement therapy. Arch Intern Med 1991;151:75-8

6. Whayne TF Jr, Mukheriee D. Women, the menopause, hormone replacement therapy and coronary heart disease. Curr Opin Cardiol. 2015 Jul;30(ı):432-8.

7. Writing Gruop for the Women's Health Initiative Investigators. Risks and

benefits of estrogen plus progestin in healthy postmenopausal women: Principal results from the Women's Health Initiative randomized controlled trial, JAMA 2002;288:321-33.

8. Hersh AL, Stefanick ML, Stafford RS. National use of postmenopausal hormone therapy: annual trends and response to recent evidence. JAMA 2004;292:47.

9. Majmudar SR, Almasi EA, Sattord RS. Promotion and prescribing of hormone theapy after report of harm by the Women's Health Initiative. JAMA 2004;292:1983.

10. Amadou A, Fabre A, Torres-Mejia G, Ortega-Olvera C, Angeles-Llerenas A, Biessy C, Hainaut P, Romieu I. Hormonal therapy and risk of breast cancer in mexical women. PLoS One. 2013 Nov 15;8(11):e79695

11. Jemal, A.; Bray, F.; Center, M.M.; Ferlay, J.; Ward, E.; Forma, D. Global cancer statistics. 2011,61,69-90

꽃보다 콩

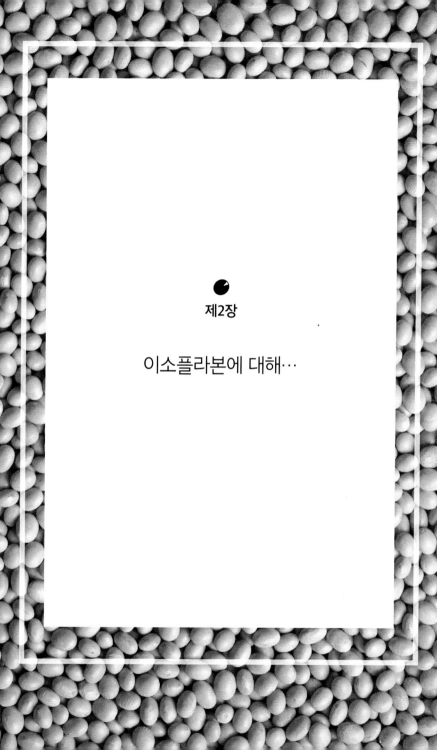

제2장

이소플라본에 대해…

이소플라본의
기본구조와 작용원리

파이토에스트로겐(phytoestrogen)이라고 들어 보았는가?

일반적으로 내분비장애를 일으키는 물질을 환경호르몬이라 하고, 환경호르몬의 대부분은 인공적인 화학물질인데 반해, 파이토에스트로겐은 식물에 존재하는 에스트로겐 활성을 가진 비스테로이드성 물질을 말한다. 지금까지 약 20종이 알려져 있으며, 그 중 대표적인 lignans(secoisolariciresinol, matairesinol, pinoresinol, lariciresinol), isoflavones (genistein, daidzein, glycitein, formononetin), coumestans(coumestrol), prenylflavonoids 등이다.

합성된 에스트로겐 유사 물질(DDT 등의 살충제, PCBs, Bisphenol A 등)은 내분비 교란물질로 생식계 문제뿐 아니라 암, 비만 등을 증가시키는데(5,6) 반해, 자연의 식물성 파이토에스트로겐은 암 발생, 동맥경화, 골다공증, 갱년기 증상, 비만 등을 예방하는 효과가 있는 것이 드러나고 있다(7-10).

이러한 파이토에스트로겐은 곡물, 야채, 과일 등에 풍부하게 분포하고 있는데, isoflavone은 특히 대두에 독보적으로 많이 함유되어 있다. 그 외에도 보리, 헤바리기씨, 클로비씨, 개러웨이 종자, 땅콩, 강낭콩, 병아리콩, 완두콩, 렌즈콩(렌틸콩), 칡뿌리, 브로콜리, 콜리플라워 등에도 이소플라본이 들어 있다.

콩과 식물에 함유된 이소플라본 중 가장 함량이 큰 것이 genistein으로, 대두에 26.8~102.5mg/100g(dry weight)로 가장 많이 함유되어 있고, 그 다음이 칡뿌리에 12.6mg/100g(dry weight)으로 많다. 그 외 다른 식품들에는 이에 비해서는 극히 적은 양이 함유되어 있다.

genistein(40~60%) 외에도 daidzein(30~50%), glycitein(12~13%)

등이 대표적인 이소플라본이다.

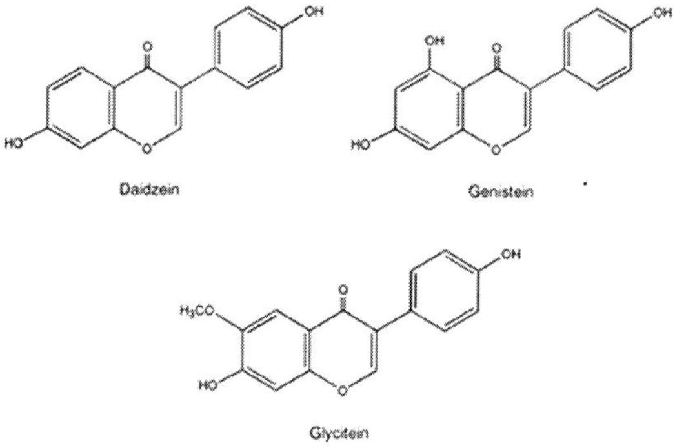

<그림 1> 대표적인 soy isoflavone aglycones의 구조

다음의 <표 1>은 대체적인 이소플라본 함량을 표시한 것인데, 이것은 참고만 할 사항이며, 대두가 자라는 외부적인 환경에 따라 그 함량은 얼마든지 달라질 수 있다[1].

<표 1> 콩 종류에 따른 이소플라본 함량비

콩 종류	양	total isoflavone (mg)	daidzein (mg)	genistein (mg)
대두단백 (aqueous washed)	100g	102	43	56
대두단백 (alcohol washed)	100g	12	7	5
miso	1/2컵	59	22	34
대두(boiled)	1/2컵	47	23	24
대두(dry roasted)	28g	37	15	19
tempeh	85g	37	15	21
soy milk	1컵	30	12	17
tofu yogurt	1/2컵	21	7	12
tofu	85g	20	8	12
meatless(soy) hot dog	1개	11	3	6
meatless(soy) sausage	3개	3	0.6	2
soy cheeze, mozzarella	28g	2	0.3	1

농촌진흥청의 작물과학원 콩 육종 전문가 문중경 박사에 의하면, 2009년부터 농총진흥청에서 제주농장에 보급한 신화콩의 isoflavone의 함량이 기존의 풍산 나물콩보다 24%나 더 높다고 한다.

품종명	조단백 (%)	조지방 (%)	이소플라본(µg/g)			
			총량	Daidzein	Glycitein	Genistein
신화콩	38.1	17.1	3,596	1,384	480	1,732
풍산콩	37.8	16.8	2,907	1,122	467	1,318
백태	31,6	9.9	808.1	496.7	132	179.4
대원콩	36.6	18.5	1077	329.6	173.7	538.9

이소플라본 섭취량은 아시아 국가가 월등히 높은데, 중국, 일본 등에서는 하루 평균 25~50mg의 soy isoflavone을 섭취하고 있고, 미국, 유럽 등의 서방 국가에서는 하루 평균 2mg 이하로 섭취하고 있다(2-4). 아시아 국가에서는 두부, 템페(tempeh), 미소, 나토 등으로 섭취하고 있고, 서방 국가에서는 soy를 첨가한 유류제품의 형태, 즉 soy milk, soy cheeze, soy yogurt 형태로 주로 섭취하고 있다.

[인용논문]

1. Setchell KD, Cole SJ. Variations in isoflavone levels in soy foods and soy protein isolates and issues related to isoflavone databases and food labeling. J Agric Food Chem. 2003;51(14):4146-4155.

2. Messina M, Nagata C, Wu AH. Estimated Asian adult soy protein and isoflavone intakes. Nutr Cancer. 2006;55(1):1-12.

3. van Erp-Baart MA, Brants HA, Kiely M, et al. Isoflavone intake in four different European countries: the VENUS approach. Br J Nutr. 2003;89 Suppl 1:S25-30.

4. de Kleijn MJ, van der Schouw YT, Wilson PW, et al. Intake of dietary phytoestrogens is low in postmenopausal women in the United States: the Framingham study(1-4). J Nutr. 2001;131(6):1826-1832.

5. Crain DA, Janssen SJ, Edwards TM, Heindel J, Ho SM, Hunt P, Kguchi T, Juul A, McLachlan JA, Schwartz J, Skakkebaek N, Soto AM, Swan S, Walker C, Woodruff TK, Woodruff TJ, Giudice LC, Guillette LJ. Female reproductive disorders: the roles of endocrine-disrupting compounds and developmental timing. Fertil. Steril. 2008;90:911-940

6. Fisher JS. Environmental anti-androgens and male reproductive health: focus on phthalates and testicular dysgenesis syndrome. Reproduction. 2004;127:305-315

7. Messina JM, Persky V, Setchell KD, Barnes S. Soy intake and cancer risk: a review of the in vitro and in vivo data. Nutr. Cancer. 1994;21:113-131

8. Kim J. Protective effects of Asian dietary items on cancers-soy and ginseng. Asian Pac. J. Cancer Prev. 2008;9:543-548

9. Cooke GM. A review of the animal models used to investigate the health benefits of soy isoflavones. J. AOAC Int. 2006;89:1215-1227

10. Cassidy A, Albertazzi P, Lise Nielsen I, Hall W, Williamson G, Tetens I, Atkins S, Cross H, Manios Y, Wolk A, Steiner C, Branca F. Critical review of health effects of soybean phyto-estrogens in postmenopausal women. Proc. Nutr. Soc. 2006;65:76-92

이소플라본의
흡수 및 대사

 이소플라본은 대부분 비활성의 배당체(genistin, daidzin, glycitin)의 형태로 존재하는데, 이것이 사람의 소화기관을 거치면서 활성형의 aglycones(genistein, daidzein, glycitein) 및 그 대사산물로 전환되어 흡수된다.

 소장의 첫 2/5에 해당하는 공장(jejunum)에서 glucuronide 또는 sulfate와 결합반응(conjugation)이 일어나고, 이 형태로 장간막 순환(enterohepatic circulation)을 거치면서, 다시 장내로 돌아와, b-glucuronidase, arylsulfatase 활성을 가진 장내세균에 의해 분해반응을 거치게 된다(7).

 장내세균의 B-glucuronidase 활성은 신생아 및 영아에서는 낮고, 몇 년 이내에 성인 수준까지 도달한다고 한다(8,9).

대부분은 소변으로 배설되는데, 8~10시간 정도에 요중 대사물의 농도가 최고로 달하고, 24시간이면 95%가 배설된다.

Daidzein은 대장의 장내세균총에 의해 에스트로겐 활성이 증가된 equol, 6-hydroxy-O-DMA(O-demethylangolensin)로 대사되는데, 그 정도는 장내세균총에 따라, 개인에 따라 차이가 많이 나는 걸로 되어 있다. 인간의 25~50% 정도만이 equol로 대사시키는 장내세균총을 보유하는 걸로 알려져 있는데, equol의 대사와 관계되는 균들은 Lactonifactor longoviformis, Faecalibacterium prausnitzii, Bifidobacterium species, Ruminococcus species 등이다[6].

사람에 따라, 더 엄밀히 말하면 대장 내의 장내세균총에 따라, soy isoflavone을 활성형의 대사산물로 바꾸는 능력이 다르다는 사실이, 같은 대두식품을 섭취하더라도 효과 차이가 나는 점을 설명한다고 하겠다[3-5].

그리고, soy isoflavone을 섭취할수록, 이소플라본 대사에 관여하는 장내세균총이 증가하여, 일반적인 장내세균총 비율과는 다른 양상을 보인다고 한다(6). 지역적으로 보면 이소플라본 섭취가 적은 국가에 사는 사람들보다 이소플라본의 섭취가 많은 한국, 일본, 중국 등의 지역에 사는 사람들이 equol로 대사시키는 장내세균총의 비율이 더 높다고 한다.

장내세균총도 '빈익빈 부익부'다.

독자 여러분도 '부익부'가 되는 체질이기를 희망한다.

[인용논문]

1. Richelle M, Pridmore-Merten S, Bodenstab S, Enslen M, Offord EA. Hydrolysis of Isoflavone Glycosides to Aglycones by ß-Glycosidase Does Not Alter Plasma and Urine Isoflavone Pharmacokinetics in Postmenopausal Women. J Nutr. 2002 Sep;132(9):2587-92.

2. Zubik L, Meydani M. Bioavailability of soybean isoflavones from aglycone and glucoside forms in American women. Am J Clin Nutr. 2003 Jun;77(6):1459-65.

3. Rafii F, et al. Variations in metabolism of the soy isoflavonoid daidzein by human intestinal microfloras from different individuals . Arch Microbiol. (2003)

4. Setchell KD, Brown NM, Lydeking-Olsen E. The Clinical Importance of the Metabolite Equol—A Clue to the Effectiveness of Soy and Its Isoflavones. J Nutr. 2002 Dec;132(12):3577-84 Review.

5. Hedlund TE, Johannes WU, Miller GJ Soy isoflavonoid equol modulates the growth of benign and malignant prostatic epithelial cells in vitro . Prostate. (2003)

6. Guadamuro L, Delgado S, Redruello B, Florez AB, Suarez A, Martinez-Cam-

blor P, Mayo B. Equol status and changes in fecal microbiora in menopausal women receiving long-term treatment for menopause symptoms with a soy-isoflavone concentrate. Front Micobiol. 2015 Aug.

7. Karl K. Rozman, Jatinder Bhatia, Antonia M. Calafat, Christina Chambers, Martine Culty, Ruth A. Etzel, Jodi A. Flaws, Deborah K. Hansen, Patricia B. Hoyer, Elizabeth H. Jeffery, James S. Kensner, Sue Marty, John A. Thomas, David Umbach. NTP-CERHR Expert Panel Report on the Reproductive and Developmental Toxicity of Genistein. Birth Defects Res B Dev Reprod Toxicol. 2007 Oct;77(6):485-638

8. Setchell KD, Zimmer-Nechemias L, Cai J, Heubi JE. Isoflavone content of infant formulas and the metabolic fate of these phytoestrogens in early life. Am J Clin Nutr. 1998;68:1453-1461

9. Doerge DR, Twaeelde NC, Banks EP, Jefferson WN, Newbold RR. Pharmacokinetic analysis in serum of genistein administered subcutaneously to neonatal mice. Cancer Lett. 2002;184:21-27

이소플라본의
호르몬 작용

　이소플라본은 17-β-estradiol과 구조가 유사하여 에스트로겐 수용체(ERα,β)에 결합하는데, 그 활성이 에스트로겐의 1/100~ 1/1,000 정도다.

　따라서 에스트로겐이 부족한 상황에서는 에스트로겐 유사작용을 하지만, 에스트로겐이 과다한 경우에는 에스트로겐이 결합하는 문을 봉쇄하는 효과가 있어 에스트로겐 길항작용을 나타내게 된다[1,2].

　특히, 에스트로겐 길항작용은 유방, 자궁내막, 전립선 등에서 중요한데, 이러한 에스트로겐 길항작용이 암 발생을 억제하는 효과가 있다.

　이소플라본의 에스트로겐 수용체(ER)에 대한 친화성은 차이가 있는데, genistein은 ERα보다 ERβ에 20배 정도 더 친화성이 높고 daidzein은 ERβ에 대한 친화성이 5배 더 높다고 한다[7].

자궁내막에는 ERα가 우세하고, 뼈에는 ERβ가 우세한 점을 생각하면, 이소플라본의 골다공증 예방효과를 잘 이해할 수 있을 것이다.

한편, 테스토스테론이 estradiol로 전환되는 데 가장 중요한 효소가 aromatase인데, 이소플라본이 이 aromatase의 활성을 억제하여 estradiol의 합성을 직접적으로 억제하기도 한다 [4-6,12].

이소플라본은 에스트로겐이 활동하지 못하도록 붙잡고 있는 성호르몬결합단백(sex hormone binding globulin : SHBG)의 합성을 자극함으로써 혈중 유리 에스트로겐의 농도를 저하시켜 에스트로겐 길항효과를 나타내기도 한다[8-11,14-16].

또한 말초 수용체에 결합하여 작용함과 동시에 시상하부에 피드백(feedback) 효과를 줌으로써 FSH가 감소한다는 연구결과

도 있다[13]. 그러나 이소플라본의 FSH/LH에 대한 영향에 대해
서는 상반된 연구결과들이 많음을 밝혀둔다.

[인용논문]

1. Hwang CS, et al. Isoflavone metabolites and their in vitro dual functions: they can act as an estrogenic agonist or antagonist depending on the estrogen concentration . J Steroid Biochem Mol Biol. (2006)

2. Mueller SO, Simon S, Chae K, Metzler M, Korach KS. Phytoestrogens and their human metabolites show distinct agonistic and antagonistic properties on estrogen receptor alpha (ERα) and ER beta (ERβ) in human cells. Toxicol Sci. 2004 Jul;80(1):14-25.

3. Kuiper G.G., Lemmen J.G., Carlsson B., Corton J.C., Safe S.H. Interaction of estrogenic chemicals and pyotoestrogens with estrogen receptor beta. Endocrinology 1998, 139, 10-4263

4. Wang LQ. Mammalian phytoestrogens: enterodiol and enterolactone. J Chromatogr B Analyt Technol Biomed Life Sci. 2002;777(1-2):289-309.

5. Khan SI, et al. Potential utility of natural products as regulators of breast cancer-associated aromatase promoters . Reprod Biol Endocrinol. (2011)

6. Kao YC, et al. Molecular basis of the inhibition of human aromatase (estrogen

synthetase) by flavone and isoflavone phytoestrogens: A site-directed mutagenesis study . Environ Health Perspect. (1998)

7.   Kuiper G.G., Lemmen J.G., Carlsson B., Corton J.C., Safe S.H. Interaction of estrogenic chemicals and pyotoestrogens with estrogen receptor beta. Endocrinology 1998, 139, 10-4263

8.   Kumar NB, Cantor A, Allen K, Riccardi D, Cox CE. The specific role of isoflavones on estrogen metabolism in premenopausal women. Cancer. 2002 Feb 15;94(4):1166-74.

9.   Filiberto AC, Mumford SL, Pollack AZ, Ahang C, Yeung EH, Schliep KC, Perkins NJ, Wactawski-Wende J, Schisterman EF. Usual dietary isoflavone intake and reproductive function across the menstrual cycle. Fertil Steril. 2013 Dec;100(6):1727-34

10. Duncan AM, Merz BE, Xu X, Nagel TC, Phipps WR, Kurzer MS. Soy isoflavones exert modest hormonal effects in premenopausal women. J Clin Endocrinol Metab 1999;84:192-7.

11. Pino AM, Valladares LE, Palma MA, Mancilla AM, Yanez M, Albala C. Dietary isoflavones affect sex hormone-binding globulin levels in postmenopau-

꽃보다 콩

sal women. J Clin Endocrinol Metab 2000;85:2797-800

12. ellis JT Jr, Vickery LE. Inhibition of human estrogen synthetase (aromatase) by flavones. Science 1984;225:1032-4

13. Arispe SA, Adams B, Adams TE. Effect of phytoestrogens on basal and GnRH-induced gonadotropin secretion. J Endocrinol. 2013 Oct 28;219(3):243-50.

14. Wu AH, Stanczyk FZ, Hendrich S, Murphy PA, Zhang C, Wan P, et al. Effects of soy foods on ovarian function in premenopausal women. Br J Cancer. 2000;82:1879-86.

15. Loukovaara M, Carson M, Palotie A, Adlercreutz H. Regulation of sex hormone-binding globulin production by isoflavones and patterns of isoflavonoid conjugation in HepG2 cell cultures. Steroids. 1995;60:656-61.

16. Mousavi Y, Adlercreutz H. Genistein is an effective stimulator of sex hormone-binding globulin production in hepatocarcinoma human liver cancer cells and suppresses proliferation of these cells in culture. Steroids. 1993;58:301-4.

이소플라본의
기타 생리작용

에스트로겐 수용체-연관성(ER+) 암 억제 작용 외에도 ER-인 유방암에도 genistein이 억제효과가 있음이 밝혀졌는데[1,2], 여기에는 tyrosine protein kinase, mitogen-activated kinase, DNA topoisomerase II 등의 기능을 억제하여 결국 세포증식을 억제하고, 정상적인 세포사멸(apoptosis)을 유도한다고 한다[2-4].

또한 genistein은 항산화작용 및 손상된 DNA를 복구하였으며[5,6], 종양세포의 혈관신생과 전이를 억제하였다[7].

Genistein은 가장 생물학적으로 활성이 강하고 강력한 암 예방물질 후보이다.

또한 이소플라본의 다양한 생리작용 중 대표적인 것이 항산화작용으로, genistein과, daidzein의 대사물인 equol의 항산화 효과가 크다고 알려져 있고, daidzein을 equol로 대사시키는 능력은 인종이나 개인에 따라 차이가 있다고 알려져 있다.

이소플라본의 항산화 작용은 알츠하이머 관련 타우단백질의 인산화를 억제한다는 연구도 있어서, 치매예방 효과도 기대해 볼 수 있다(10).

Genistein은 알레르기 반응에 관여하는 비만세포(mast cell)의 IgE 결합 수용체의 발현을 억제시켜 알레르기 반응을 완화시킨다는 연구 결과도 있다(8,9).

[인용논문]

1. Pan, H.; Zhou, W.; He, W.; Liu, X.; Ding, Q.; Ling, L.; Zha, X.; Wang, S. Genistein inhibits MDA-MB-231 triple-negative breast cancer cell growth by inhibiting NF-$\varkappa$B activity via the Notch-1 pathway. Int.J.Mol.Med. 2012, 30, 337–343.

2. Li, Z.; Li, J.; Mo, B.; Hu, C.; Liu, H.; Qi, H.; Wang, X.; Xu, J. Genistein induces cell apoptosis in MDA-MB-231 breast cancer cells via the mitogen-activated protein kinase pathway. Toxicol.InVitro 2008, 22, 1749 1753.

3. Akiyama, T.; Ishida, J.; Nakagawa, S.; Ogawara, H.; Watanabe, S.; Itoh, N.; Shibuya, M.; Fukami, Y. Genistein, a specific inhibitor of tyrosine-specific protein kinases. J.Biol.Chem. 1987, 262, 5592–5595.

4. Markovits, J.; Linassier, C.; Fosse, P.; Couprie, J.; Pierre, J.; Jacquemin-Sablon, A.; Saucier, J.M.; le Pecq, J.B.; Larsen, A.K. Inhibitory effects of the tyrosine kinase inhibitor genistein on mammalian DNA topoisomerase II.CancerRes. 1989, 49, 5111–5117.

5. Leung, H.Y.; Yung, L.H.; Poon, C.H.; Shi, G.; Lu, A.L.; Leung, L.K. Genistein protects against polycyclic aromatic hydrocarbon-induced oxidative

DNA damage in non-cancerous breast cells MCF-10A. Br.J.Nutr. 2009, 101, 257–262.

6. Prietsch, R.F.; Monte, L.G.; da Silva, F.A.; Beira, F.T.; del Pino, F.A.; Campos, V.F.; Collares, T.; Pinto, L.S.; Spanevello, R.M.; Gamaro, G.D.; et al. Genistein induces apoptosis and autophagy in human breast MCF-7 cells by modulating the expression of proapoptotic factors and oxidative stress enzymes. Mol.Cell.Biochem. 2014, 390, 235–242.

7. Yu, X.; Zhu, J.; Mi, M.; Chen, W.; Pan, Q.; Wei, M. Anti-angiogenic genistein inhibits VEGF-induced endothelial cell activation by decreasing PTK activity and MAPK activation. Med.Oncol. 2012, 29, 349–357.

8. Yamashita S, et al. Isoflavones Suppress the Expression of the FcεRI High-Affinity Immunoglobulin E Receptor Independent of the Estrogen Receptor . J Agric Food Chem. (2012)

9. Sandford AJ, et al. Localisation of atopy and beta subunit of high-affinity IgE receptor (Fc epsilon RI) on chromosome 11q . Lancet. (1993)

10. H. Kim et al. Third international symposium on the Role of Soy in Preventing and Treating Chronic Disease, Washiongon D.C, U.S.A. p27 (1999)

제3장

갱년기 여성이
꼭 이소플라본을 챙겨야 하는
3대 이유

이소플라본이
갱년기 증세를 완화시킨다

폐경 여성이 가장 흔하게 겪는 불편감이 얼굴이 확 달아오르는 안면홍조(hot flushes)이다(1).

폐경 후 복용하게 되는 호르몬제에 대한 부작용이 보고되면서 (2-6), 많은 여성들이 호르몬제의 복용을 꺼리고 있고, 또한 약을 처방하는 의사의 입장에서도 환자를 설득하는 데 한계가 있다.

또한, 향후 생길 수 있는 유방암에 대해 screening을 완벽하게 할 수 없다는 것도 걱정거리이다.

효과냐? 안전성이냐? 이 두 가지를 가지고 고민하다가 결국은 환자의 선택에 맡길 수밖에 없다.

어떻게 보면, 호르몬제가 폐경 여성에게는 제일의 보약이지만, 사회적 선입견이 호르몬제의 사용을 제한하고 있고, 다른 대체제를 찾는 사람들이 많다.

이에, 여성의학 전문의인 필자는 우리 주위에서 저렴하게 손쉽게 구할 수 있고, 예로부터 우리 조상들도 안전하게 섭취해 왔으며, 최근의 연구 결과들도 그 효과를 입증하고 있는 이소플라본을 권하고 싶다.

다행히 유의하게 얼굴의 안면홍조를 개선시킨다는 논문이 계속해서 나오고 있고(7~13), 특히, 안면홍조가 수시로 자주 나타나는 사람일수록, 이소플라본 섭취 후 증상이 호전되는 정도가 더 컸다고 한다(8).

자연적인 폐경 여성뿐만 아니라, 난소 절제술 후 심한 갱년기 증상을 겪는 여성도 하루 100mg 이상의 이소플라본을 섭취하면 갱년기 증상이 드라마틱하게 호전되었다고 한다(15).

어떤 연구에서는 daidzein을 equol로 대사시킬 수 있는 사람에서만 안면홍조의 감소 효과가 나타났다고 하였는데(9), 아마도 이 부분이 이소플라본의 효과가 미미한 사람의 경우를 설명할 수 있지 않을까 생각한다. 즉, 활성형의 대사산물을 만들 수 있는 사람이냐 그렇지 못한 사람이냐에 따라서 이소플라본을 섭취한 후의 반응이 차이가 날 수 있다는 말이다.

또한 호르몬제로 치료하면 3~4주 이내에 증상의 호전이 느껴지나, 이소플라본을 섭취하면 평균 3~4개월 정도 지나야 증세의 호전 여부를 비교할 수 있으므로, 12주 정도의 연구로 이소플라본의 효과를 평가절하한 연구들에 대해서는 비판적으로 그 결과를 이해해도 용서될 것으로 본다(17).

이소플라본을 6개월 이상 섭취하고 그 효과 여부를 판단해보자.

안타깝게도, 유방암 발생 후 재발을 막기 위해 타목시펜 등의 약물치료를 받는 여성에서는 이소플라본이 안면홍조를 개선시키지 못하였다(14).

앞에서도 말했듯이, 폐경이 되면 위축성 질염으로 인한 다양한 증상(질 건조, 소양감, 통증, 이상분비물, 성교통 등)들이 나타나는데, 이소플라본을 섭취하면 vaginal epithelial maturation을 개선시켜 이런 증상이 호전되었다고 한다(15,16). 그러나 통계적으로 유의한 정도는 아니었다고 한다. 질 점막 위축을 개선시키기 위한 질정이 있는 상태에서 이 부분에 욕심 낼 필요는 없을 것 같다. 그냥 이소플라본을 섭취하면서 부수적으로 얻는 효과 정도로 만족하자. 이소플라본 섭취량을 높이면 증상의 개선 정도도 더 클 것으로 생각되나, 고농도 이소플라본에 대한 장기적인 안전성에 대한 연구가 아직 부족하므로 더 이상의 언급은 하지 않도록 하겠다.

주부라면 된장을 끓여 먹거나, 두부요리를 하거나, 콩을 구해서 갈아먹는 정도는 할 수 있겠으나, 사회여건이 예전과는 많이 달라졌다.

직장여성도 늘어났고, 바빠졌고, 분업화되었고, 요리할 기회가 없어 요리에 서툰 사람도 늘었다.

필자도 포함해서 말이다.

자급자족을 할 수 없이 바쁘게 살아야 하는 시대이므로, 질

좋고 검증된 안전한 제품을 꾸준히 섭취하는 것도 좋을 것으로 생각된다.

필자도 요리의 '요'자만 들어도 손이 떨리고, 좋은 줄은 알겠는데, 해 먹을 자신이 없는 부류에 속하는 사람으로서, 검증된 안전하고 질 좋은 제품이 있다면 사 먹을 의향이 얼마든지 있다.

[인용논문]

1. Santoro N. Perimenopause: From Research to Practice. J Womens Health 2015 Dec 10.

2. Writing Gruop for the Women's Health Initiative Investigators. Risks and benefits of estrogen plus progestin in healthy postmenopausal women: Principal results from the Women's Health Initiative randomized controlled trial, JAMA 2002;288:321-33.

3. Nelson HD, Humphrey LL, Nygren P, Teutsch SM, Allan JD. Postmenopausal hormone replacement therapy: scientific review. JAMA. 2002;288(ㄱ):872-881.

4. Hersh AL, Stefanick ML, Stafford RS. National use of postmenopausal hormone therapy: annual trends and response to recent evidence. JAMA 2004;292:47.

5. Majmudar SR, Almasi EA, Sattord RS. Promotion and prescribing of hormone theapy after report of harm by the Women's Health Initiative. JAMA 2004;292:1983.

6. Farquhar C, Marjoribanks J, Lethaby A, Suckling JA, Lamberts Q. Long term

꽃보다 콩

hormone therapy for perimenopausal and postmenopausal women. Cochrane Database Syst Rev. 2009;(2):CD004143.

7. Krebs EE, Ensrud KE, MacDonald R, Wilt TJ. Phytoestrogens for treatment of menopausal symptoms: a systematic review. Obstet Gynecol. 2004;104(4):824-836.

8. Howes LG, Howes JB, Knight DC. Isoflavone therapy for menopausal flushes: a systematic review and meta-analysis. Maturitas. 2006;55(3):203-211.

9. Williamson-Hughes PS, Flickinger BD, Messina MJ, Empie MW. Isoflavone supplements containing predominantly genistein reduce hot flash symptoms: a critical review of published studies. Menopause. 2006;13(5):831-839.

10. Cianci A, Colacurci N, Paoletti AM, Perino A, Cicinelli E, Maffei S, Di Martino M, Daquati R, Stomati M, Pilloni M, Vitale SG, Ricci E, Parazzini F. Soy isoflavones, inulin, calcium, and vitamin D3 in post-menopausal hot flushes: an observational study. Clin Exp Obstet Gynecol. 2015;42(6):743-5.

11. Teekachunhatean S, Mattawanon N, Khunamornpong S. Short-Term Isoflavone Intervention in the Treatment of Severe Vasomotor Symptoms after Surgical Menopause: A Case Report and Literature Review. Case Rep Obstet

Gynecol. 2015 Oct.;2015:962740.

12. Messina M. Soybean isoflavones warrant greater consideration as a treatment for the alleviation of menopausal hot flushes. Womens Health(Lond Engl). 2014 Nov;10(6):549-53.

13. Chen MN, Lin CC, Liu CF. Efficacy of phytoestrogens for menopausal symptoms: a meta-anlaysis and systemic review. Climacteric. 2015 Apr;18(2):260-9.

14 Jou HJ, Wu SC, Chang FW, Ling PY, Chu KS, Wu WH. Effect of intestinal production of equol on menopausal symptoms in women treated with soy isoflavones. Int J Gynaecol Obstet. 2008;102(1):44-49.

15. Teekachunhatean S, Mattawanon N, Khunamompong S. Short-Term Isoflavone Intervention in the Treatment of Severe Vasomotor Symptoms after Surgical Menopause: A Case Report and Literature Review. Case Rep Obstet Gynecol. 2015 Oct 29.

16. Ghazanfarpour M, Sadeghi R, Foudsari RL. The application of soy isoflavones for subjective symptoms and objective signs of vaginal atrophy in menopause: A systematic review of randomised controlled trials. J Obstet Gynaecol. 2015 Oct. 6:1-12.

17. Li L. Lv Y, Xu L, Zheng Q. Quantitative efficacy of soy isoflavones on meno-pausal hot flashes. Br J Clin Pharmacol. 2015 Apr;79(4):593-604

이소플라본이
골다공증을 예방한다

뼈의 소실은 20대부터 시작되며, 30세가 되면 뼈의 생성속도보다 뼈 소실의 속도가 빨라지기 시작해시, 매년 0.7%씩 뼈가 흡수되는데, 폐경이 되면 그 속도가 급격히 증가하여 매년 1~1.5%씩 뼈가 흡수된다(특히, 척추뼈가 약해져서 매년 5%씩 뼈가 흡수된다).

50세에 폐경이 된다고 가정하면, 70세경이면 남은 척추뼈의 50%만큼이 구멍이 숭숭 나 버리는 것이다. 그런 몸으로 나머지 20-30년을 어떻게 살아간다는 말인가..

아찔하지 않는가? 눈이 번쩍 뜨이지 않는가? 긴장하시라.

이소플라본이 뼈의 흡수를 감소시키고, 생성을 자극한다는 연구 결과가 많은데(1-5), 특별한 차이가 없다는 연구 결과도 있긴 하다(6-9). 최근에는 골대사에 순영향을 한다는 결과들이 계속 나오고 있어서 더 희망적이다.

이소플라본을 대사하여 equol을 만드는 능력에 따라서 골대사의 순영향에 차이가 난다(10-13)는 연구 결과를 보면, 결국 대사능력에 따른 이소플라본의 차이가 있기는 하지만, 골대사에 중요한 순기능을 한다는 데는 이견이 없는 것 같다. 뼈의 흡수를 억제하고, 뼈의 생성을 자극한다니, 참 기분좋은 일이다.

특히, 폐경 후 4년 이상 경과한 여성, 몸이 마른 여성, 칼슘 섭취가 부족한 여성에서 이소플라본을 섭취했을 때의 골감소 억제효과가 더 큰 연구 결과(14)를 보면, 에스트로겐이 부족한 상황에서 이소플라본이 골대사의 순기능에 더 크게 기여하는 것 같다. 즉, 에스트로겐이 부족한 여성일수록(폐경이 된 지 오래 된 여성일수록, 체중이 적은 여성일수록, 햇빛을 잘 못 보고 영양섭취가 부족한 여성일수록) 이소플라본을 꾸준히 섭취하여야 뼈가 약해지는 것을 어느 정도 막을 수 있다는 말이다.

이소플라본의 골다공증 예방효과는 에스트로겐 수용체(ER-β)를 통해 일어나고, 특히 운동을 같이 병행하면 그 효과는 훨씬 상승한다(15).

앞에서 말했지만 이소플라본의 많은 함량을 차지하는 genistein, daidzein은 ER-β에 대한 활성이 훨씬 크다.

뼈에 에스트로겐 역할을 충실히 잘 할 수 있다는 말이다.

뼈만 튼튼해도 내기 건강하게 인생의 후반전을 살 수 있는 확률이 50% 이상 증가한다.

젊게 보이고 이쁘게 보이고는 차후에 고민할 일이다.

우선은 나의 뼈를 지키고 볼 일이다.

젊게. 건강하게. 즐겁게. 살 수 있도록 조금만 부지런해지자.

[인용논문]

1. Chiechi LM, Secreto G, D'Amore M, et al. Efficacy of a soy rich diet in preventing postmenopausal osteoporosis: the Menfis randomized trial. Maturitas. 2002;42(4):295-300.

2. Scheiber MD, Liu JH, Subbiah MT, Rebar RW, Setchell KD, Dietary inclusion of whole soy foods results in significant reductions in clinical risk factors for osteoporosis and cardiovascular disease in normal postmenopausal women. Menopause. 2001;8(5):384-392.

3. Arjmandi BH, Khalil DA, Smith BJ, et al. Soy protein has a greater effect on bone in postmenopausal women not on hormone replacement therapy, as evidenced by reducing bone resorption and urinary calcium excretion. J Clin Endocrinol Metab. 2003;88(3):1048-1054.

4. Harkness LS, Fiedler K, Sehgal AR, Oravec D, Lerner E. Decreased bone resorption with soy isoflavone supplementation in postmenopausal women. J Womens Health (Larchmt). 2004;13(9):1000-1007.

5. Ye YB, Tang XY, Verbruggen MA, Su YX. Soy isoflavones attenuate bone

loss in early postmenopausal Chinese women : a single-blind randomized, placebo-controlled trial. Eur J Nutr. 2006;45(6):327-334.

6. Wangen KE, Duncan AM, Merz-Demlow BE, et al. Effects of soy isoflavones on markers of bone turnover in premenopausal and postmenopausal women. J Clin Endocrinol Metab. 2000;85(9):3043-3048.

7. Alekel DL, Germain AS, Peterson CT, Hanson KB, Stewart JW, Toda T. Isoflavone-rich soy protein isolate attenuates bone loss in the lumbar spine of perimenopausal women. Am J Clin Nutr. 2000;72(3):844-852.

8. Dalais FS, Ebeling PR, Kotsopoulos D, McGrath BP, Teede HJ. The effects of soy protein containing isoflavones on lipids and indices of bone resorption in postmenopausal women. Clin Endocrinol (Oxf). 2003;58(6):704-709.

9. Cheong JM, Martin BR, Jackson GS, et al. Soy isoflavones do not affect bone resorption in postmenopausal women: a dose-response study using a novel approach with 41Ca. J Clin Endocrinol Metab. 2007;92(2):577-582.

10. Wu J, Oka J, Ezaki J, et al. Possible role of equol status in the effects of isoflavone on bone and fat mass in postmenopausal Japanese women: a double-blind, randomized, controlled trial. Menopause. 2007;14(5):866-874.

11. Vatanparast H, Chilibeck PD. Does the effect of soy phytoestrogens on bone in postmenopausal women depend on the equol-producing phenotype? Nutr Rev. 2007;65(6 Pt 1):294-299.

12. Ishimi Y. Soybean isoflavones in bone health. Forum Nutr. 2009;61:104-116.

13. Frankenfeld CL, McTiernan A, Thomas WK, et al. Postmenopausal bone mineral density in relation to soy isoflavone-metabolizing phenotypes. Maturitas. 2006;53(3):315-324.

14. Chen YM, Ho SC, Lam SS, Ho SS, Woo JL. Beneficial effect of soy isoflavones on bone mineral content was modified by years since menopause, body weight, and calcium intake: a double-blind, randomized, controlled trial. Menopause. 2004;11(3):246-254.

15. Hertrampf T, et al. The bone-protective effect of the phytoestrogen genistein is mediated via ER alpha-dependent mechanisms and strongly enhanced by physical activity . Bone. (2007)

이소플라본이
유방암 발생을 감소시키고,
기존 유방암의 재발 및 전이를
억제하는 효과가 있다

2014년 미국의 통계 자료에 의하면, 유방암이 폐암, 대장암과 더불어 가장 빌병률이 높은 3대 암이며, 여성암의 50% 가까이를 유방암이 차지한다고 한다. 새롭게 암으로 진단되는 여성의 29%가 유방암이라고 한다[1].

출산이나 모유 수유의 경험이 없는 상황, 이른 초경, 늦은 폐경, 비만 등은 유방암의 고위험 요인이다.

생각해보라.

사회 및 생활 환경의 변화로 인해 결혼연령도 늦어지고, 출산연령도 늦어지니, 현대 여성들은 모두 고위험군에 속해 있다고 해도 과언이 아니다. 더욱이, 식습관도 고지방식으로 나빠지고 있지 않은가...

앞으로 유방암의 발생이 높아질 일만 남은 것이다.

우리의 고민과 예방이 필요한 시점이 아닐 수 없다.

미국유방암협회에 따르면 유방암 환자의 60~75%가 에스트로겐 수용체를 가지고 있다(ER+)고 한다(2).

에스트로겐 수용체가 있는(ER+) 유방암에 대한 억제 작용 외에도 에스트로겐 수용체가 없는(ER-) 유방암에도 genistein이 억제효과가 있음이 밝혀졌는데(3,4), 여기에는 tyrosine protein kinase, mitogen-activated kinase, DNA topoisomerase II 등의 기능을 억제하여 결국 세포증식을 억제하고, 정상적인 세포사멸(apoptosis)을 유도한다고 한다(4-6).

또한 genistein은 강력한 항산화제로서 산화스트레스를 감소시키고 손상된 DNA를 복구하였으며(7,8), 종양세포의 혈관신생과 전이를 억제하였다(9).

이처럼 이소플라본이 정상적인 세포사멸을 유도하고, 세포증식을 조절하며, 혈관신생과 암의 전이를 억제하고 항산화작용으로

세포의 이상변이를 조절하는 등의 작용으로 암을 억제하는 효과가 있는 부분에 대한 연구는 점점 늘어나는 추세이다(20).

유방암이나 전립선암 등의 호르몬 연관성 암 외에도 대장암, 위암, 폐암 등에도 이소플라본이 암 억제효과가 있다는 자료가 있고, 여기에 대한 항암작용을 설명할 수 있기 때문이다. 아직 근거가 충분하지는 않지만, 이 부분에 대해서는 희망적이지 않을 수기 없다.

아시아 여성의 유방암 발생률은 미국이나 유럽에 비해서 현저히 낮다(10). 그러나 아시아인이 미국이나 유럽으로 이주하여 생활할 경우 유방암 유병률은 현지인만큼 올라갔다고 한다(11). 이것은 여러가지 환경적 요인, 특히 식이습관이 유방암 발병에 중요한 역할을 한다는 하나의 간접적 증거가 될 수 있겠다.

아시아 여성들은 하루 평균 25~50mg의 이소플라본을 섭취하고(10), 유럽, 미국 등의 서양국가의 여성들은 하루 평균 이소플라본의 섭취량이 2mg이 채 되지 않는다(11,12). 그래서 이소플라본 섭취와 유방암과의 연관성에 대한 연구는 대부분 아시아인을 상대로 되어 왔다.

물론, 다양한 생활 형태와 식습관의 차이가 관여한다고 하더라도 유방암 발생이 압도적으로 아시아 여성에서 적다는 것은 이소플라본이 유방암 발생 억제효과가 있다는 것을 증명하는 대규모 통계결과라고 볼 수 있지 않을까..

2009년도에 5,042명의 유방암 여성을 상대로 한 중국의 연구결과는 상당히 긍정적이다. 5,042명의 유방암 여성 중 isoflavone-rich soy foods를 섭취한 여성이 그렇지 않은 여성에 비해 사망률이 29% 감소하였고, 암 재발률도 32%나 감소하였다. 하루 11g의 soy protein을 섭취하면 유방암에 걸린 환자에게 좋다는 것이다[15].

어떤 연구에서는 청소년기부터 이소플라본을 섭취하는 것이 유방암 발생 억제에 더 효과적이라고 하였다[13,14].

참으로 희망적인 연구 결과라고 생각하며, 이소플라본 섭취가 많은 아시아국가의 여성들이 그렇지 않은 미국, 유럽의 여성들보다 암발생률이 적은 통계적인 차이가 위 연구결과를 뒷받침한다고 이해해도 되겠다.

우리도 어릴때부터 두부, 된장, 청국장, 두유 등 콩식품을 먹어 오지 않았나...

지금은 생활 환경의 변화도 유방암 발생 리스크가 예전과 비교하지 못할 정도로 상승하였다. 어릴때부터 대두식품을 섭취하여 유방암 예방효과를 더불어 누릴 수 있으면 하는 바람이다. 물론 다른 좋은 효과들도 있음은 두말 할 것도 없다.

이소플라본의 다양한 효능을 생각할 때 사랑하는 나의 딸, 아들에게 안 먹일 이유가 있을까?

한편 38~45mg 정도의 isoflavone을 매일 섭취하면 유방조직에 estrogenic effect를 나타낸다고 하는 연구 결과도 있고[16, 17], ER+ 유방암 환자에 있어서는 이소플라본을 금지시켜야 한다고 주장하는 학자도 있긴 하다(18).

그러나 2015년의 한 연구에서는, 이소플라본 섭취가 유방암 발생을 높이지 않는다고 하였다. 고용량에서도 말이다(19).

아직은 더 연구되어져야 할 부분이 있긴 하지만, 이소플라본이 타목시펜(유방암치료제)의 작용을 떨어뜨리는 부분 외에는 유방암 환자에게 나쁠 것은 없다고 여겨진다.

타목시펜의 작용을 떨어뜨림에도 불구하고, 2009년의 중국의 연구처럼 유방암 환자의 사망률이나 재발률이 줄어들었다는 연구 결과들이 속속 나오고 있고, 최근의 연구 결과들도 이소플라본이 유방암 환자의 재발 및 전이를 감소시키는 효능이 있음을 뒷받침하고 있기 때문이다.

타목시펜의 작용이 안 떨어지는 것이 중요한 것이 아니라, 암의 재발률이나 전이 및 그로 인한 사망률이 감소하는 것이 중요한 것 아니겠나.

[인용논문]

1. Siegel, R.; Ma, J.; Zou, Z.; Jemal, A. Cancer statistics, 2014. CA:CancerJ.Clin. 2014, 64, 9–29.

2. Burstein, H.J.; Temin, S.; Anderson, H.; Buchholz, T.A.; Davidson, N.E.; Gelmon, K.E.; Giordano, S.H.; Hudis, C.A.; Rowden, D.; Solky, A.J.; et al. Adjuvant endocrine therapy for women with hormone receptor-positive breast cancer: American society of clinical oncology clinical practice guideline focused update. J.Clin.Oncol. 2014, 32, 2255–2269.

3. Pan, H.; Zhou, W.; He, W.; Liu, X.; Ding, Q.; Ling, L.; Zha, X.; Wang, S. Genistein inhibits MDA-MB-231 triple-negative breast cancer cell growth by inhibiting NF-ϰB activity via the Notch-1 pathway. Int.J.Mol.Med. 2012, 30, 337–343.

4. Li, Z.; Li, J.; Mo, B.; Hu, C.; Liu, H.; Qi, H.; Wang, X.; Xu, J. Genistein induces cell apoptosis in MDA-MB-231 breast cancer cells via the mitogen-activated protein kinase pathway. Toxicol.InVitro 2008, 22, 1749–1753.

5. Akiyama, T.; Ishida, J.; Nakagawa, S.; Ogawara, H.; Watanabe, S.; Itoh, N.;

Shibuya, M.; Fukami, Y. Genistein, a specific inhibitor of tyrosine-specific protein kinases. J.Biol.Chem. 1987, 262, 5592–5595.

6. Markovits, J.; Linassier, C.; Fosse, P.; Couprie, J.; Pierre, J.; Jacquemin-Sablon, A.; Saucier, J.M.; le Pecq, J.B.; Larsen, A.K. Inhibitory effects of the tyrosine kinase inhibitor genistein on mammalian DNA topoisomerase II.CancerRes. 1989, 49, 5111–5117.

7. Leung, H.Y.; Yung, L.H.; Poon, C.H.; Shi, G.; Lu, A.L.; Leung, L.K. Genistein protects against polycyclic aromatic hydrocarbon-induced oxidative DNA damage in non-cancerous breast cells MCF-10A. Br.J.Nutr. 2009, 101, 257–262.

8. Prietsch, R.F.; Monte, L.G.; da Silva, F.A.; Beira, F.T.; del Pino, F.A.; Campos, V.F.; Collares, T.; Pinto, L.S.; Spanevello, R.M.; Gamaro, G.D.; et al. Genistein induces apoptosis and autophagy in human breast MCF-7 cells by modulating the expression of proapoptotic factors and oxidative stress enzymes. Mol.Cell.Biochem. 2014, 390, 235–242.

9. Yu, X.; Zhu, J.; Mi, M.; Chen, W.; Pan, Q.; Wei, M. Anti-angiogenic genistein inhibits VEGF-induced endothelial cell activation by decreasing PTK activity

and MAPK activation. Med.Oncol. 2012, 29, 349–357.

10. Messina M, Nagata C, Wu AH. Estimated Asian adult soy protein and isoflavone intakes. Nutr Cancer. 2006;55(1):1-12.

11. Deapen, D.; Liu, L.; Perkins, C.; Bernstein, L.; Ross, R.K. Rapidly rising breast cancer incidence rates among Asian-American women. Int.J.Cancer 2002, 99, 747–750.

12. de Kleijn MJ, van der Schouw YT, Wilson PW, et al. Intake of dietary phytoestrogens is low in postmenopausal women in the United States: the Framingham study(1-4). J Nutr. 2001;131(6):1826-1832.

13. Shu XO, Jin F, Dai Q, et al. Soyfood intake during adolescence and subsequent risk of breast cancer among Chinese women. Cancer Epidemiol Biomarkers Prev. 2001;10(5):483-488.

14. Wu AH, Wan P, Hankin J, Tseng CC, Yu MC, Pike MC. Adolescent and adult soy intake and risk of breast cancer in Asian-Americans. Carcinogenesis. 2002;23(9):1491-1496.

15. Shu XO, Zheng Y, Cai H, et al. Soy food intake and breast cancer survival.

JAMA. 2009;302(22):2437-2443

16. Petrakis NL, Barnes S, King EB, et al. Stimulatory influence of soy protein isolate on breast secretion in pre- and postmenopausal women. Cancer Epidemiol Biomarkers Prev. 1996;5(10):785-794.

17. Hargreaves DF, Potten CS, Harding C, et al. Two-week dietary soy supplementation has an estrogenic effect on normal premenopausal breast. J Clin Endocrinol Metab. 1999;84(11):4017-4024.

18. Duffy C, Cyr M. Phytoestrogens: potential benefits and implications for breast cancer survivors. J Womens Health (Larchmt). 2003;12(7):617-631.

19. Eakin A, Kelsberg G, Safranek S. Clinical Inquiry: Does high dietary soy intake affect a woman's risk of primary or recurrent breast cancer? J Fam Pract. 2015 Oct,64(10):660-2

20. Ulfalean A, Schneider S, Lonescu C, Lalk M, Luqa CA. Soy Isoflavones and Breast Cancer Cell Lines: Molecular Mechanisms and Future Perspectives. Molecules, 2015 Dec 22;21(1)

제4장

남/녀/노/소
누구나 이소플라본을
챙겨야 하는 이유

이소플라본은
혈중 콜레스테롤을 감소시켜,
심혈관질환을 예방한다

폐경 여성이 하루 60mg의 이소플라본을 섭취하면 심혈관질환이 감소된다는 연구 결과가 있다[1].

1995년 이전에 시행된 연구에서, 하루 25~50g의 soy protein을 섭취하면 혈중 나쁜 콜레스테롤(LDL cholesterol)을 13% 가량 감소시킨다 하였고[2], 이후의 연구에서는 하루 50g의 soy protein을 섭취하면 LDL cholesterol을 3% 정도 감소시킨다 하였다[3].

또한 이소플라본만을 추출하여 투여하였을 때는 LDL cholesterol 감소 효과가 없었고, soy protein 형태로 섭취하였을 때, 다양한 정도의 LDL cholesterol 감소효과가 확인되었다[4,5].

미국 FDA에서도 1999년에 "하루 25g의 soy protein (50mg의 isoflavone을 함유)을 섭취하는 것은 심장병의 위해를 억제하는 효과가 있다."고 인정하였다[11].

우리가 먹는 형태가 대부분 soy protein 형태로 섭취하는 것이므로, 결국 나쁜 콜레스테롤인 LDL cholesterol을 낮춘다고 받아들여도 되겠다.

심혈관질환은 혈중 콜레스테롤 농도뿐 아니라, 동맥의 탄력성(이완성)과도 연관이 있는데, 혈중 콜레스테롤이 높아서 동맥 벽에 쌓이면 결국 동맥 벽의 탄력성이 감소하게 된다.

동맥을 이루는 내피세포에서 nitric oxide가 분비되어 혈관을 이완시키는 역할을 하게 되는데, 폐경 여성에게 하루 80mg의 soy isoflavone을 섭취시켰더니, 혈관의 이완에 대한 효과는 유의하게 증가하지 않았으나[6-8], 혈관 벽의 경직성은 유의하게 감소시켰다[9]는 연구 결과를 해석해 본다면, 결국 콜레스테롤 조정 능력이 크게 기여했을 것으로 판단된다.

2002년 미국에서 80명의 폐경 여성에게 하루 100mg의 이소플라본을 4개월간 섭취하게 한 그룹과 그렇지 않은 그룹을 비교연구하는 실험이 있었다. 이들 두 그룹의 갱년기 증상, 나쁜 콜레스테롤(LDL-cholesterol), 혈당, 혈압, FSH/LH 변화를 비교한 실험이었다.

이소플라본을 섭취한 그룹에서 유의하게 갱년기 증상이 개선되었고, 좋은 콜레스테롤(HDL-cholesterol)에 대한 악영향은 없으면서도 나쁜 콜레스테롤(LDL-cholesterol)의 농도는 많이 낮아졌고, 혈당도 개선되어 이소플라본이 갱년기 여성에게 갱년기증상 완화는 물론, 폐경 후 악화되는 심혈관 리스크도 낮출 수 있는 좋은 대체제로 결론지었다[10].

그러나 2006년 미국심장학회(AHA)에서는 22건의 연구들을 종합한 결과 이소플라본이 콜레스테롤을 감소시키는데 효과가 미미하여, 심장질환을 위해 이소플라본 제제를 권하지는 않는다고 하였다[3]. 이것은 치료제로 권하지 않는다는 것이지, 건강식품으로서의 가치를 인정하지 않은 것은 아니라고 생각된다.

[인용논문]

1. Scheiber MD, et al. Dietary inclusion of whole soy foods results in significant reductions in clinical risk factors for osteoporosis and cardiovascular disease in normal postmenopausal women . Menopause. (2001)

2. Anderson JW, Johnstone BM, Cook-Newell ME. Meta-analysis of the effects of soy protein intake on serum lipids. N Engl J Med. 1995;333(5):276-282.

3. Sacks FM, Lichtenstein A, Van Horn L, Harris W, Kris-Etherton P, Winston M. Soy protein, isoflavones, and cardiovascular health: an American Heart Association Science Advisory for professionals from the Nutrition Committee. Circulation. 2006;113(7):1034-1044.

4. Zhan S, Ho SC. Meta-analysis of the effects of soy protein containing isoflavones on the lipid profile. Am J Clin Nutr. 2005;81(2):397-408.

5. Zhuo XG, Melby MK, Watanabe S. Soy isoflavone intake lowers serum LDL cholesterol: a meta-analysis of 8 randomized controlled trials in humans. J Nutr. 2004;134(9):2395-2400.

6. Squadrito F, Altavilla D, Crisafulli A, et al. Effect of genistein on endothelial

function in postmenopausal women: a randomized, double-blind, controlled study. Am J Med. 2003;114(6):470-476.

7. Simons LA, von Konigsmark M, Simons J, Celermajer DS. Phytoestrogens do not influence lipoprotein levels or endothelial function in healthy, postmenopausal women. Am J Cardiol. 2000;85(11):1297-1301.

8. Katz DL, Evans MA, Njike VY, et al. Raloxifene, soy phytoestrogens and endothelial function in postmenopausal women. Climacteric. 2007;10(6):500-507.

9. Nestel PJ, Yamashita T, Sasahara T, et al. Soy isoflavones improve systemic arterial compliance but not plasma lipids in menopausal and perimenopausal women. Arterioscler Thromb Vasc Biol. 1997;17(12):3392-3398.

10. Kyung K. Han, Jose M. Soares, Mauro A. Haidar, Geraldo Rodrigues de Lima, Edmund C. Baracat. Benefits of Soy Isoflavone Therapeutic Regimen on Menopausal Symptoms. The American College of Obstetricians and Gynecologists. 2002 MARCH

11. Food and Drug Adninistration. Food labeling: health claims; soy protein and coronary heart disease. Food and Drug Administration, HHS. Final rule. Fed. Regist. 1999;64:57700-57733

이소플라본은
남성의 전립선암 발생을 억제한다

    50대 이후의 남성에서 전립선암은 흔하며, 남성이 암으로 사망하는 경우의 6번째가 전립선암으로 인한 사망이다[1].

    이소플라본은 앞에서도 말했듯이, 항 에스트로겐 작용 외에도 혈관신생 억제, 전이억제, 항산화작용, 손상된 DNA 복구 등 다양한 기전으로 암 억제능력을 나타내고, 또한 항비만효과가 있어, 전립선암의 중요한 발생인자인 고지방 식이에 의한 영향도 상쇄한다. 이런 암 억제능력은 고지방식을 하는 사람에서 더 크게 나타났다고 한다[1].

    이 연구에서는 이소플라본을 섭취하는 식이습관으로 암의 발현을 조절할 수 있기를 희망하였는데, 실제로 이소플라본을 많이 섭취하는 아시아국가의 남성보다 이소플라본의 섭취가 현저히 적은 미국 남성의 전립선암 발생률이 월등히 높다(2).

전립선암에 걸리지 않은 남성에서는 이소플라본 섭취가 전립선 종양인자인 PSA 수치에 의미있는 영향을 미치지는 않았으나 (3,4), 전립선암에 걸린 남성에서는 이소플라본을 섭취한 그룹에서 PSA 수치의 상승 정도가 더 느리게 나타났다(5-7).

여러 연구들을 통합한 고찰에서, 이소플라본 섭취가 통계적으로 유의한 정도까지는 아니라도, 전립선암 발생을 억제하는 효과가 있다는 결론이 도출되었고(8), 다른 동물 실험에도 이소플라본이 전립선암 진행 정도를 억제하는 효과가 보고되었다(9).

남성들이여 이제 무엇을 해야 할까?

대두식품이 내 간도 지키고, 내 뼈도 지키고, 내 전립선도 지킨다는 사실에 눈을 뜨시라.

[인용논문]

1. Adjakly M, Nqollo M, Daqdemir A, Judes G, Pajon A, Karsli-Ceppioqlu S, Penault-Llorca F, Boiteux JP, Biqnon YJ, Guy L, Bernard-Gallon D. Prostate cancer: The main risk and protective factors-Epigenetic modification. Ann Endocrinol(Paris) 2015 Feb;76(1):25-41

2. Messina MJ. Emerging evidence on the role of soy in reducing prostate cancer risk. Nutr Rev. 2003;61(4):117-131.

3. Adams KF, Chen C, Newton KM, Potter JD, Lampe JW. Soy isoflavones do not modulate prostate-specific antigen concentrations in older men in a randomized controlled trial. Cancer Epidemiol Biomarkers Prev. 2004;13(4):644-648.

4. Jenkins DJ, Kendall CW, D'Costa MA, et al. Soy consumption and phytoestrogens: effect on serum prostate specific antigen when blood lipids and oxidized low-density lipoprotein are reduced in hyperlipidemic men. J Urol. 2003;169(2):507-511.

5. Urban D, Irwin W, Kirk M, et al. The effect of isolated soy protein on plasma

biomarkers in elderly men with elevated serum prostate specific antigen. J Urol. 2001;165[1]:294-300.

6. Fischer L, Mahoney C, Jeffcoat AR, et al. Clinical characteristics and pharmacokinetics of purified soy isoflavones: multiple-dose administration to men with prostate neoplasia. Nutr Cancer. 2004;48[2]:160-170.

7. Messina M, Kucuk O, Lampe JW. An overview of the health effects of isoflavones with an emphasis on prostate cancer risk and prostate-specific antigen levels. J AOAC Int. 2006;89[4]:1121-1134.

8. Yan L, Spitznagel EL. Soy consumption and prostate cancer risk in men: a revisit of a meta-analysis. Am J Clin Nutr. 2009;89[4]:1155-1163.

9. Steiner C, Arnould S, Scalbert A, Manach C. Isoflavones and the prevention of breast and prostate cancer: new perspectives opened by nutrigenomics. Br J Nutr. 2008;99 E Suppl 1:ES78-108

이소플라본은 호르몬 의존성 암 외에도, 위암, 대장암, 난소암, 폐암 등의 발생도 감소시킨다

유방암, 전립선암 등의 호르몬 의존성 암 외에도 다양한 암에 대해 암 억제효과를 나타내는 이소플라본의 작용기전은 앞에서도 설명하였다.

정상적인 세포사멸을 유도하고, 손상된 DNA를 복구하며, 혈관신생 및 전이를 억제하고, 항산화 및 항염증작용 등을 통해 암을 억제하는 데 도움이 된다고 한 것이 기억날 것이다.

실제로, 많은 연구에서 위암, 대장암(특히 여성의 직장암), 난소암, 폐암 등에서 암 발생과 이소플라본의 섭취 정도와는 역의 상관관계가 있음이 밝혀지고 있고[1-12], 암환자의 방사선 치료 후 합병증도 이소플라본을 많이 섭취하는 사람이 덜 겪는다고 한다[6,13,14].

일본에서 1992년부터 2008년까지 35세 이상의 남자 14,219명과 여자 16,573명을 상대로, <이소플라본의 섭취와 위암 발생과의 연관성>에 대해 연구한 자료를 2015년에 발표하였다.

그 결과에 따르면 이소플라본을 섭취한 사람에서 유의하게 위암 발생이 낮았다고 한다. 재미있는 것은 발효식품에서는 그런 효과가 없었다는 것이다[1].

우리나라에서도 1993년부터 2004년까지 9,724명의 남녀의 식습관을 추적관찰하여 그 결과를 발표하였는데, 이 중 166명이 위암으로 판정받았고, 식습관 조사 결과, 이소플라본을 많이 섭취하는 사람이 유의하게 위암 발생률이 낮았다고 한다. 남자보다는 여자에서 이소플라본의 위암 억제 효과가 더 컸고, 이 연구에서도 발효식품에서는 연관성이 없었다고 한다[5].

대장암은 우리나라 전체 암 중 3번째로 발생빈도가 높고[2], 암으로 인한 사망률의 4번째 원인을 차지한다[3].

국립암센터에서 901명의 대장암 환자의 식습관을 조사하여 발표한 자료에 따르면, 이소플라본을 많이 섭취한 남녀에서 대장암 발생이 유의하게 낮았는데, 특히 폐경 이후 여성에서 그 차이가 더 두드러졌다고 한다[4].

즉, 폐경이후 여성일수록 이소플라본을 더 잘 챙겨서 섭취해야 한다는 말이다.

이 연구에 의하면 발효식품 형태로 섭취하였을 때는 대장암이 좀 더 많이 발생하였다고 한다.

대두를 어떤 형태로 섭취하는 것이 좋을지 좀 고민이 필요할 것 같기도 하다.

2014년 중국에서 발표한 자료에 따르면, 이소플라본을 섭취한 여성에서 난소암의 발생이 유의하게 감소하였으며, 그 감소 정도는 이소플라본 섭취량에 비례하였다고 한다[8].

2012년도에 발표된 우리나라 논문에서도, genistein이 난소암을 억제하는 작용을 가지며, 항암제에 대한 내성을 감소시킨다고 하였다[12].

이 외에도, 이소플라본이 자궁육종(uterine sarcoma)을 억제한다는 연구 결과도 있다[7].

이소플라본이 에스트로겐 유사작용을 해서 자궁내막에 악영향이 있지 않을까 걱정할 수 있는데, 2015년 일본의 발표 자료에 따르면, 이소플라본을 많이 섭취하였다고 해서 자궁내막암의 위험성이 증가하지는 않는다고 하였다[9,11].

이소플라본이 에스트로겐보다 1/100~1/1,000로 활성이 약하기도 하지만, aromatase활성을 억제하고, 성호르몬결합단백(SHBG)의 합성을 자극하는 등 유리 에스트로겐의 농도를 낮춰주는 기능과 정상적인 세포 사멸을 유도하고, 손상된 DNA를 복구하고, 혈관신생과 전이를 억제하는 등 다른 암 억제 작용들이 있기 때문이지 않을까 생각해본다.

또한 genistein의 항산화효과가 암억제의 중요한 기전으로 받아들여지고 있다.

이소플라본을 많이 섭취하는 사람이 폐암에 걸릴 확률도 감소하였는데, 이소플라본의 폐암 발생 억제 효과는 비흡연자에게서 더 높게 나타났다고 한다(10).

[인용논문]

1. Wada K, Tsuji M, Tamura T, Konishi K, Kawachi T, Hori A, Tanabashi S, Mtsushita S, Tokimitsu N, Nagata C. Soy isoflavone intake and stomach cancer risk in Japan: From the Takayama study. Int J Cancer. 2015 Aug 15;137(4):885-92

2. Shin A, Kim KZ, Jung KW, Park S, Won YJ, Kim J, et al. Increasing trend of colorectal cancer incidence in Korea, 1999-2009. Cancer research and treatment: official journal of Korean Cancer Association. 2012;44(4):219-26

3. Korean Statistical Information Service [Internet]. Korea National Statistical Office.

4. Aesun Shin, Jeonghee Lee, Jeeyoo Lee, Moon Sung Park, Ji Won Park, Sung Chan Park, Jae Hwan Oh, Jeongseon Kim. Isoflavone and Soyfood Intake and Colorectal Cancer Risk: A Case-Control Study in Korea. PLoS One. 2015;10(11):e0143228

5. Kwang-Pil Ko, Sue K. Park, Jae Jeong Yang, Seung Hyun Ma, Jin Gwack, Aesun Shin, YeonJu Kim, Daehee Kang, Soung-Hoon Chang, Hai-Rim Shin,

Keun-Young Yoo. Intake of Soy Products and Other Foods and Gastric Cancer Risk: A Prospective Study. E. Epidemiol. 2013;23(5):337-343.

6. Abernathy LM, Fountain MD, Rothstein SE, David JM, Yunker CK, Rakowski J, Joiner MC, Hillman GG. Thorac Oncol. 2015 Dec;10(12): 1703-12

7. Yeh CC, Fan Y, Jiang L, Yang YL, He B, You L, Mann M. Genistein Suppresses Growth of Human Uterine Sarcoma Cell Lines via Multiple Mechanisms. Anticancer Res. 2015 Jun;35(6):3167-73

8. Lee AH, Su D, Pasalich M, Tang L, Binns CW, Qiu L. Soy and isoflavone intake associated with reduced risk of ovarian cancer in southern Chinese women. Nutr Res. 2014 Apr;34(4):302-7.

9. Budhathoki S, Lwasaki M, Sawada N, Yamaji T, Shimazu T, Sasazuki S, Inoue M, Tsugane S; JPHC Study Group. Soy food and isoflavone intake and endometrial cancer risk: the Japan Public Health Center-based prospective study. BJOG. 2015 Feb;122(3):304-11

10. Wu Sh, Liu Z. Soy food consumption and lung cancer risk: a meta-analysis using a common measure across studies. Nutr Cancer. 2013;65(5):625-32

꽃보다 콩

11. Quaas AM, Kono N, Mack WJ, Hodis HN, Felix JC, Paulson RJ, Shoupe D. Effect of isoflavone soy protein supplementation on endometrial thickness, hyperplasia, and endometrial cancer risk in postmenopausal women: a randomized controlled trial. Menopause. 2013 Aug;20(8):840-4

12. Jung-Yun Lee, Hee Seung Kim, Yong-Sang Song. Genistein as a Potential Anticancer Agent against Ovarian Cancer. J Tradit Complement Med. 2012 Apr;2(2):96-104.

13. Fountain MD, Abernathy LM, Lonardo F, Rothstein SE, Dominello MM, Yunker CK, Chen W, Gadgeel S, Joiner MC, Hillman GG. Radiation-induced Esophagitis is Mitigated by Soy Isoflavones. Front Oncol. 2015 Oct 21;5:238.

14. Hillman GG, Singh-Gupta V, Lonardo F, Hoogstra DJ, Abernathy LM, Yunker CK, Rothstein SE, Rakowski J, Sarkar FH, Gadgeel S, Konski AA, Joiner MC. Radioprotection of lung tissue by soy isoflavones. J Thorac Oncol. 2013 Nov;8(11):1356-64

이소플라본은
혈당을 개선시킨다

동물실험에서, 당뇨상태의 동물에게 genistein을 섭취시켰더니 공복혈당이 감소하였다는 결과가 있다[1-3].

태국에서 30명의 폐경 여성을 상대로 6개월 동안 호르몬 치료(에스트로겐 0.625mg)를 한 그룹과 이소플라본(하루 100mg)을 섭취한 그룹의 공복혈당과 혈중 인슐린 농도를 비교한 연구에서 이소플라본도 호르몬 치료만큼의 혈당 개선 및 혈중 인슐린 감소 효과를 보였다[1].

호르몬 치료를 받은 그룹에서는 치료 전보다 공복혈당은 17% 감소, 혈중 인슐린 농도는 44% 감소하였고, 이소플라본을 섭취한 그룹에서는 치료 전보다 공복혈당은 15% 감소, 혈중 인슐린 농도는 33% 감소하였으니 말이다.

놀랍지 않나? 약에 대한 불안감 없이, 우리가 먹어오던 음식이 이런 효과를 보인다니!!

폐경 여성뿐 아니라, 남녀노소 모든 국민들이 챙겨야 할 음식이라 해도 과언이 아니라고 생각한다. 당뇨환자들도 꼭 이런 혜택을 같이 누리기를 희망한다.

[인용논문]

1. Cheng SY, Shaw NS, Tsai KS, Chen CY. The hypoglycemic effects of soy iso-flavones on postmenopausal women. J Womens Health(Larchmt). 2004 Dec;13(10):1080-6

2. Lee JS. Effects of soy protein and genistein on blood glucose, antioxidant enzyme activities, and lipid profile in streptozotocin-induced diabetic rats . Life Sci. (2006)

3. Mezei O, Banz WJ, Steger RW, Peluso MR, Winters TA, Shay N. Soy Isofla-vones Exert Antidiabetic and Hypolipidemic Effects through the PPAR Path-ways in Obese Zucker Rats and Murine RAW 264.7 Cells. J Nutr. 2003 May;133(5):1238-43.

이소플라본은
항비만효과가 있다

운동을 하게 되면 산화 스트레스가 쌓이게 되는데, 이소플라본을 섭취하면 산화 스트레스가 감소하고, 항산화효소의 활성이 증가되며, 혈중 중성지방(tirglyceride)이 감소된다는 연구 결과가 있다.

특히, 이 연구에서는 운동과 이소플라본을 병합한 그룹이 운동만 한 그룹보다 복부지방이 30.9% 가량이나 더 감소한 결과를 보였다고 한다[1]. 그러나, 명심할 것은 운동이 복부비만에 미치는 영향이 주(main)라는 것이다.

'힘들지 않게 이소플라본을 먹기만 해도 되겠지'라는 얕은 꾀는 버리시길…. 이소플라본이 산화 스트레스를 줄여주어 내 몸을 건강하게 지켜준다는 걸로 위로를 삼으시라.

Genistein은 AMPK(AMP-activated protein kinase)를 통한 지방세포의 사멸을 유도하는 작용과 함께, 지방세포 생성을 억제하는 작용이 있고(2), 지방세포가 glucose를 흡수하는 과정도 억제한다(3,4).

지방세포에서 분비되는 렙틴(leptin)이라는 물질이 있다. 이 물질이 뇌에 작용하여 식욕도 억제하고, 혈당량도 떨어뜨리고, 대사효율도 증가시켜 체중이 잘 조절되도록 해주는데, 비만한 사람에서는 이러한 정상적인 과정의 오류로 렙틴이 오히려 증가하게 된다(렙틴이 정상적인 작용을 못하니, 우리 몸은 렙틴이 부족하다고 인식하는 것이다). 한 연구에 의하면, 이소플라본을 꾸준히 섭취시켰더니 렙틴이 감소하였다고 한다(6). 렙틴의 작용이 정상화되었다는 말인데, 정확한 기전에 대해서는 앞으로 더 연구가 되어져야 하겠다.

비만환자의 흔한 합병증 중의 하나가 지방간과 그로 인한 간기능 이상(ALT, AST 상승)이다. 꾸준한 이소플라본 섭취가 지방간을 호전시키고 상승된 AST, ALT를 정상화시킨다고 하니(5), 뱃살도 빼고, 간살도 빼자.

식이조절, 꾸준한 운동, 여기에 하루 한 잔의 두유면 금상첨화 아니겠는가.

[인용논문]

1. Yoon GA, Park S. Antioxidant action of soy isoflavones on oxidative stress and antioxidant enzyme activities in exercised rats. Nutr Res Pract. 2014 Dec;8(6):618-24

2. Hwang JT, et al. Genistein, EGCG, and capsaicin inhibit adipocyte differentiation process via activating AMP-activated protein kinase . Biochem Biophys Res Commun. (2005)

3. Ha BG, et al. Regulatory mechanism for the stimulatory action of genistein on glucose uptake in vitro and in vivo . J Nutr Biochem. (2011)

4. Bazuine M, van den Broek PJ, Maassen JA Genistein directly inhibits GLUT4-mediated glucose uptake in 3T3-L1 adipocytes . Biochem Biophys Res Commun. (2005)

5. Hakkak R, Zeng H, Dhakal IB, Korourian S. Short-and Long-Term Soy Diet Versus Casein Protects Liver Steatosis Independent of the Arginine Content. J Med Food. 2015 Nov;18(11):1274-80

6. Rebholz CM, Reynolds K, Wofford MR, Chen J, Kelly TN, Mei H, Whelton

PK, He J. Effect of soybean protein on novel cardiovascular disease risk factors: a randomized controlled trial. Eur J Clin Nutr. 2013 Jan;67(1):58-63.

이소플라본은
항산화효과가 있다

에스트로겐이 혈당 개선 및 항산화 효과가 있으므로, 난소 절제를 한 쥐에서는 당 내성이 증가하고, 항산화효소(superoxide dismutase, glutathione peroxidase) 등이 감소하였다.

이런 쥐에게 고농도(150mg/kg)의 soy isoflavone을 먹였더니 항산화효소가 증가하였으며, 당 내성도 감소하였다. 이러한 효과는 난소 절제 후 고지방 식이를 시킨 쥐에서 더 크게 나타났다[1].

또한 운동 후에 생기는 스트레스 인자에 대한 이소플라본의 항산화 효과를 연구하였는데, 산화 스트레스(thiobarbituric acid reactive substance)의 농도는 떨어뜨리고, 항산화효소인 superoxide dismutase, catalase의 활성은 증가시킨다고 하였다[2].

이 연구에서 제시하는 자료를 잠깐 인용하여 설명하겠다.

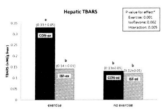

Fig. 1. Changes in hepatic TBARS by isoflavone supplementation in exercised or non-exercised rats. Values are presented as mean ± SE. *P* values were determined by two-way ANOVA. Values marked with uncommon letters are significantly different by Duncan's multiple range test (*P* < 0.05). CON-sd, isoflavone-free diet with no exercise; CON-ex, isoflavone-free diet with exercise; ISF-sd, isoflavone-supplemented diet with no exercise; ISF-ex, isoflavone-supplemented diet with exercise.

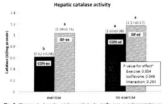

Fig. 3. Changes in hepatic catalase activity by isoflavone supplementation in exercised or non-exercised rats. Values are presented as mean ± SE. *P* values were determined by two-way ANOVA. Values marked with uncommon letters are significantly different by Duncan's multiple range test (*P* < 0.05). CON-sd, isoflavone- free diet with no exercise; CON-ex, isoflavone-free diet with exercise; ISF-sd, isoflavone-supplemented diet with no exercise; ISF-ex, isoflavone-supplemented diet with exercise.

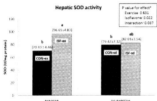

Fig. 2. Changes in hepatic superoxide dismutase activity by isoflavone supplementation in exercised or non-exercised rats. Values are presented as mean ± SE. *P* values were determined by two-way ANOVA. Values marked with uncommon letters are significantly different by Duncan's multiple range test (*P* < 0.05). CON-sd, isoflavone-free diet with no exercise; CON-ex, isoflavone-free diet with exercise; ISF-sd, isoflavone-supplemented diet with no exercise; ISF-ex, isoflavone-supplemented diet with exercise.

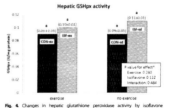

Fig. 4. Changes in hepatic glutathione peroxidase activity by isoflavone supplementation in exercised or non-exercised rats. Values are presented as mean ± SE. *P* values were determined by two-way ANOVA. Values marked with uncommon letters are significantly different by Duncan's multiple range test (*P* < 0.05). CON-sd, isoflavone-free diet with no exercise; CON-ex, isoflavone-free diet with exercise; ISF-sd, isoflavone-supplemented diet with no exercise; ISF-ex, isoflavone-supplemented diet with exercise.

이 연구 결과에서 왼쪽의 이소플라본 섭취 없이 운동을 한 그룹(CON-ex)과 이소플라본을 섭취하면서 운동을 한 그룹(ISF-ex)을 비교한 결과를 보면, 이소플라본을 섭취하면서 운동을 한 그룹에서 산화 스트레스(TBARS)는 50% 이상 감소하였으며, 항산

제4장 - 남/녀/노/소 누구나 이소플라본을 챙겨야 하는 이유

화효소들(catalase, superoxide dismutase, glutathione peroxidase)은 어느 정도씩 다 상승한 것을 알 수 있다.

특히, genistein의 항산화 효과는 강력한 암 억제기능을 하는 것으로 받아들여지고 있다.

아마도, 이소플라본의 항산화효과의 가장 큰 장기적인 이점은 암 억제작용일 것이다. 고지방식을 하는 현대에 들어서는, 과거에서보다 그 의미가 더 크다고 하겠다.

또한 뇌혈관장벽을 통과하여 뇌에서 항산화 작용을 함으로써, 인지기능을 개선하는 효과도 있다고 한다.

[인용논문]

1. Sanker P, Zachariah B, Vichkenshwaran V, Jacob SE, Sridhar MG. Amelioration of oxidative stress and insulin resistance by soy isoflavones (form Glycine max) in orariectomized Wistar rats fed with high fat diet: the moeluclar mechanisms. Exp Gerontol. 2015 Mar;63:67-75.

2. Yoon GA, Park S. Antioxidant action of soy isoflavones on oxidative stress and antioxidant enzyme activities in exercised rats. Nutr Res Pract. 2014 Dec;8(6):618-24

이소플라본은
불임여성의
임신 성공률을 높인다

2015년에 발표된 자료에 의하면, 2007년부터 2013년까지 불임클리닉에서 임신을 위해 처치를 받고 있던 520명의 여성을 상대로 한 조사에서, 이소플라본을 섭취한 여성의 임신 성공률이 더 높은 것으로 나타났다.

이소플라본을 많이 섭취한 여성이 적게 섭취한 여성보다 임신 성공률이 더 높아, 이소플라본 섭취 정도와 임신 성공률은 정비례의 관계가 성립된다고 하였다[1].

2007년도에 불임클리닉을 방문한 20~45세 여성 138명을 대상으로 한 일본의 보고에서는, 이소플라본을 섭취한 그룹에서 유의하게 심각한 자궁내막증이 감소했다고 한다[2].

정자에 대한 이소플라본의 영향에 대한 연구에서는, 꾸준히 이소플라본을 섭취한 남자에게서 정자수가 감소하였다고 한다(3). 정자의 모양이나 운동성에는 영향이 없었지만 말이다.

이소플라본을 섭취한 남성의 정자수가 감소하였음에도 불구하고, 불임 가족의 임신 성공률이 높은 점에 대해서는 앞으로 좀 더 많은 연구가 필요하리라고 생각된다.

정자수가 감소해도 임신 성공률이 높았다면, 불임부부에게는 반가운 소식이 아닐 수 없다.

아마도 여성에 대한 이소플라본의 순기능이 기여하리라 짐작되는데, 이에 대한 연구는 좀 더 필요해 보이긴 하다.

[인용논문]

1. Vaneqas JC, Afeiche MC, Gaskins AJ, Minquez-Alarcon L, Williams PL, Wright DL, Toth TL, Hauser R, Chavarro JE. Soy food intake and treatment outcomes of women undergoing assisted reproductive technology(ART). Fertil Steril. 2015 Mar;103(3):749-55

2. Tsuchly M., Miura T. Hanaoka T. Iwasaki M, Sasaki H, Tanaka T, Nakao H, Katoh T, Ikenoue T, Kabuto M, Tsuqane S. Effet of soy isoflavones on endometriosis: interaction with estrogen receptor 2 gene polymorphism. Epidemiology. 2007 May;18(3):402-8

3. Chavarro JE, Toth TL, Sadio SM, Hauser R. Soy food and isoflavone intake in relation to semen quality parameters among men from an infertility clinic. Hum Reprod. 2008 Nov;23(11):2584-90

우유를 못 먹는 내 아이,
두유로 건강하게 키우자

미국에서는 1960년대 중반부터 soy-based infant formula가 시판되었다.

한 연구에 의하면 cow's milk-based formula와 soy-based formula를 비교했을 때, soy-based formula를 섭취한 신생아 및 만 1세 미만인 영아도 정상적인 발달을 보였다고 한다[1]. 특히, 유당 불내성으로 유제품을 먹지 못하는 아이에게는 soy-based formula가 좋은 대체제가 될 수 있다고 하겠다.

Arkansas Children's Nutrition Center에서 모유, cow's milk-based formula, soy-based formula를 먹은 아이들에 대한 전향적인 연구를 진행중인데, 5년간의 결과를 보면, 아직 soy-based formula를 먹은 아이들에 이렇다 할 부작용이 발생

된 예도 없으며 정상적인 발달을 보이고 있다고 한다(2).

유아때부터 soy-based formula를 먹은 811명의 남녀(20-34세)를 조사해 봤더니, cow's milk-based formula를 먹었던 사람군과 키, 몸무게, 사춘기 발현 시기, 전반적 건강상태, 임신 결과 등에 있어서 유의한 차이는 없었으며, 단지 soy-based formula를 먹었던 여성에서 알레르기나 천식으로 인한 약 복용이 의미있게 증가하였다고 한다(3).

그러나 최근의 연구들에서는 soy isoflavone의 항알레르기 효과가 입증되고 있다.

2008년도에 American Academy of Pediatrics(미국소아과학회)에서 soy-base formula를 먹여도 되는 경우와 먹이면 안 되는 경우에 대한 가이드라인을 제시하였는데(4), **결론은, soy-based formula를 유아기에 섭취하는 것이 발달에 나쁜 영향을 미친다고 보기 어렵다는 것이다.**

아래는 미국에서 시판되고 있는 유아용 두유의 함량을 나타 낸 것이다(5).

<표 1>

soy-based formula	양	total isoflavone (mg)	daidzein (mg)	genistein (mg)
Mead Johnson Prosobee	230ml	9.4	4.1	5.3
Ross Isomil	230ml	10.2	4.7	5.5
Wyeth-Ayerst Nursoy	230ml	6.4	1.8	3.9

그러나 영아(infant)때부터 조기에 soy-based formula를 섭취 한 여아가 성인이 되었을 때, 자궁근종과 생리통이 증가하였고 (6,7), 채식주의자인 임산부에서 태어난 남자아이의 잠복고환 발 생률이 5배 정도 증가하였다는 결과도 있으니(8), early soy iso-flavone diet가 생식기능에 미치는 영향에 대해서는 좀 더 장기 적인 연구가 필요할 것으로 생각된다.

[인용논문]

1. Mendez MA, Anthony MS, Arab L. Soy-based formulas and infant growth and development: a review. J Nutr. 2002;132(8):2127-2130.

2. Badger TM, Gilchrist JM, Pivik RT, et al. The health implications of soy infant formula. Am J Clin Nutr. 2009;89(5):1668S-1672S.

3. Strom BL, Schinnar R, Ziegler EE, et al. Exposure to soy-based formula in infancy and endocrinological and reproductive outcomes in young adulthood. JAMA. 2001;286(7):807-814.

4. Bhatia J, Greer F. Use of soy protein-based formulas in infant feeding. Pediatrics. 2008;121(5):1062-1068.

5. Setchell KD, Zimmer-Nechemias L, Cai J, Heubi JE. Isoflavone content of infant formulas and the metabolic fate of these phytoestrogens in early life. Am J Clin Nutr. 1998;68(6 Suppl):1453S-1461S.

6. Strom BL, Schinnar R, Ziegler EE, Barnhart KT, Sammel MD, Macones GA, Stallings VA, Drulis JM, Nelson SE, Hanson SA. Exposure to soy-based formula in infancy and endocrinological and reproductive outcomes in young

adulthood. JAMA. 2001;286:807-814

7. D'Aloisio AA, Baird DD, DeRoo LA, Sandler DP. Association of intrauterine and early life exposures with diagnosis of uterine leiomyomata by 35 years of age in the Sister Study. Environ Health Perspect. 2010;118:375-381

8. North K, Golding J. A maternal vegetarian diet in pregnancy is associated with hypospadias. The ALSPAC Study Team. Avon Longitudinal Study of Pregnancy and Childhood. BJU Int. 2000;85:107-113

이소플라본은
폐경 후 초기 인지능력을
개선시키는 효과가 있다

2001년에 처음 이소플라본이 인지기능 개선에 도움이 된다는 연구결과가 발표된 이후[16], 찬반 양론의 연구들이 이루어지고 있다.

폐경 여성이 하루 60mg의 이소플라본을 섭취하면 인지기능이 개선되고, 전반적인 기분도 향상되는 효과가 있다는 논문들이 많다[1-5]. 이소플라본의 항산화작용과 에스트로겐 유사작용을 생각하면 이해가 쉬운 일이다.

특히, genistein은 항산화효과가 크고, 뇌혈관장벽을 통과할수 있어, 뇌에 영향을 미치는 여러 산화스트레스로부터 보호작용이 있다고 한다[10-15].

그러나 장기적인 이소플라본 섭취가 인지능력을 떨어뜨리기도 한다는 연구 결과도 있어서(6) 아직은 많은 연구가 더 필요할 것 같다. 이소플라본의 항산화 작용이 알츠하이머 병 관련 타우 단백질의 인산화를 억제한다는 연구도 있으니(9), 실망하지 말고 치매예방 효과에 대해서는 더 연구해 볼 일이다.

또한 genistein이 뇌에서 serotonin 전달을 항진시켜 항우울 효과도 있다고 하니(7,8), 갱년기 여성의 우울증 극복에도 도움이 될 것이라고 생각한다.

[인용논문]

1. Duffy R, Wiseman H, File SE. Improved cognitive function in postmenopausal women after 12 weeks of consumption of a soya extract containing isoflavones. Pharmacol Biochem Behav. 2003;75(3):721-729.

2. File SE, Hartley DE, Elsabagh S, Duffy R, Wiseman H. Cognitive improvement after 6 weeks of soy supplements in postmenopausal women is limited to frontal lobe function. Menopause. 2005;12(2):193-201.

3. Kritz-Silverstein D, Von Muhlen D, Barrett-Connor E, Bressel MA. Isoflavones and cognitive function in older women: the Soy and Postmenopausal Health In Aging (SOPHIA) Study. Menopause. 2003;10(3):196-202.

4. Casini ML, Marelli G, Papaleo E, Ferrari A, D'Ambrosio F, Unfer V. Psychological assessment of the effects of treatment with phytoestrogens on postmenopausal women: a randomized, double-blind, crossover, placebo-controlled study. Fertil Steril. 2006;85(1):972-978.

5. Zhao L, Brinton RD. WHI and WHIMS follow-up and human studies of soy isoflavones on cognition. Expert Rev Neurother. 2007;7(11):1549-1564.

6. Soni M, Rahardio TB, Soekardi R, Sulistvowati Y, Lestarininqsih, Yesufu-Udechuku A, Irsan A, Hoqervorst E. Phytoestrogens and cognitive function: a review. Maturitas. 2014 Mar;77(3):209-20

7. Blake C, Fabick KM, Setchell KD, Lund TD, Lephart ED. Neuromodulation by soy diets or equol: anti-depressive & anti-obesity-like influences, age-& hormone-dependent effects. BMC Neurosci. 2011 Mar 16;12:28.

8. Toyohira Y, Ueno S, Tsutsui M, Itoh H, Sakai N, Saito N, Takahashi K, Yanagihara N. Stimulatory effects of the soy phytoestrogen genistein on noradrenaline transporter and serotonin transporter activity. Mol Nutr Food Res. 2010 Apr;54(4):516-24

9. H. Kim et al. Third international symposium on the Role of Soy in Preventing and Treating Chronic Disease, Washiongon D.C, U.S.A. p27 (1999)

10. Bang OY, Hong HS, Kim DH, et al. Neuroprotective effect of genistein against beta amyloid-induced neurotoxicity. Neurobiol Dis 2004;16:21-28.

11. Behl C. Alzheimer's disease and oxidative stress: Implications for novel therapeutic approaches. Prog Neurobiol 1999;57:301-323.

12. Holscher C. Possible causes of Alzheimer's disease: amyloid fragments, free radicals, and calcium homeostasis. Neurobiol Des 1998;5:149-141.

13. Morris JC. Dementia update 2003. Alzheimer Dis Assoc Disord 2003;17:245-258.

14. Ramassamy C, Averill D, Beffert U, et al. Oxidative insults are associated with apolipoprotein E genotype in Alzheimer's disease brain. Neurobiol Dis 2000;7:23-37.

15. Zeng H, Chen Q, Zhao B. Genistein ameliorates beta-amyloid peptide(25-35)-induced hippocampal neuronal apoptosis. Free Radic Biol Med 2004;36:180-188.

16. File SE, Jarrett N, Fluck E, Duffy R, Casey K, Wiseman H. Eating soya improves human memory. Psychopharmacology(Berl). 2001;157:430-436.

이소플라본은
혈압을 낮추는 효과가 있다

2015년의 한 논문에 의하면 폐경 여성이 하루 54mg의 이소플라본을 섭취하면, 안면홍조 등의 갱년기 증상도 완화되고, 수축기/이완기 혈압도 감소하였다고 한다[1].

다양한 항고혈압제들이 있으므로 이소플라본을 혈압을 치료하기 위한 대체제라고 할 수는 없겠지만, 에스트로겐이 천연의 항고혈압제인 만큼, 에스트로겐 유사작용을 가지는 이소플라본도 혈압을 낮추는 효과가 있다고 하겠다.

게다가, 이소플라본의 강력한 항산화 효과도 있지 않은가. 그야말로 바람직한 1+1 이다.

[인용논문]

1. Husain D, Khanna K, Puri S, Haghighizad M. Supplementation of soy isofla-vone improved sex hormones, blood pressure, and postmenopausal symptoms. J Am Coll Nutr. 2015;34(1):42-8

이소플라본은
알레르기를 완화시킨다

Ig E가 비만세포(mast cell)의 α수용체에 결합하여 알레르기 반응이 일어나는데, soy isoflavone(특히 genistein)을 섭취하면 이 α수용체가 감소하여 항알레르기 효과가 있다고 한다(1,2).

동물실험에서는 하루 4~20mg/kg의 genistein을 8주간 먹인 쥐에서 만성적인 아토피 피부염이 호전되었다는 연구 결과가 있고(1), 일본의 비교연구에서는 이소플라본을 꾸준히 섭취한 아동에서 알레르기성 비염의 발생이 유의하게 적었다고 한다(3).

[인용논문]

1. Yamashita S, et al. Isoflavones Suppress the Expression of the FcεRI High-Affinity Immunoglobulin E Receptor Independent of the Estrogen Receptor . J Agric Food Chem. (2012)

2. Sandford AJ, et al. Localisation of atopy and beta subunit of high-affinity IgE receptor (Fc epsilon RI) on chromosome 11q. Lancet. (1993)

3. Miyake Y, Sasaki S, Ohya Y, Miyamoto S, Matsunaga I, Yoshida T, Hirota Y, Oda H, the Osaka Maternal and Child Health Study Group: Soy, isoflavones, and prevalence of allergic rhinitis in Japanese women: The Osaka Maternal and Child Health Study. J Allergy Clin Immunol. 2005;115:1176-1183.

이소플라본은
피부탄력을 개선시켜,
노화를 지연시킨다

2015년 시행된 한 연구에서 이소플라본의 성분 중 하나인 glycitin을 피부의 섬유아세포(fibroblast)가 자라는 배지에 주었을 경우, 콜라겐 합성이 증가하였고, 콜라겐을 분해하는 효소는 감소하였다(1).

Genistein, daidzein이 자외선(UVB)에 대한 피부세포의 손상을 복구한다는 연구 결과들도 많이 있다(2-5).

앞으로 어떤 방식으로 피부에 좋은 성분을 잘 전달할 수 있을지가 숙제로 남아있지만 말이다.

[인용논문]

1. Kim YM, Huh JS, Lim Y, Cho M. Soy Isoflavone Glycitin(4'-Hydroxy-6-Methoxy-isoflavone-7-D-Glucoside) Promotes Human Dermal Fibroblast Cell Proliferation and Migration via TGF-b Signaling. Phytother Res. 2015 May;29(5):757-69.

2. Iovine B, Garofalo M, Orefice M, Giannini V, Gasparri F, Monfrecola G, Bevilacqua MA. Isoflavone in aglycone solution enhance ultraviolet B-induced DNA damage repair efficiency. Clin Exp Dermatol. 2014 Apr;39(3):391-4

3. Chiang HS, Wu WB, Fang JY. UVB-protective effects of isoflavone extracts from soybean cake in human keratinocytes. Int J Mol Sci. 2007 8: 651-661

4. Chiu TM, Huang CC, Lin TJ, Fang JY, Wu NL, Hung CF. In vitro and in vivo anti-photoaging effects of an isoflavone extract from soybean cake. J Ethnopharmacol. 2009 126:108-113

5. Wei H, Saladi R, Lu Y, Wang Y, Palep SR, Moore J, Phelps R, Shyong E, Lebwohl MG. Isoflavone genestein: photoprotection and clinical implication in dermatology. J Nutr. 2003 Nov;133(11 Supple 1):3811S-3819S.

기타
고려해야 할 상황들

이소플라본의 활성화에 장내세균이 중요한 역할을 하므로, 항생제를 복용하는 경우는, 이소플라본의 효과가 감소할 수 있다(1).

고농도의 이소플라본을 섭취하면 항응고제(와파린)의 효율을 방해한다는 연구 결과도 있다(2).

갑상선 기능저하증으로 약(levothyroxin)을 복용중인 사람이 이소플라본을 섭취하는 경우는 갑상선 약의 용량을 증량해야 하기도 한다(3).

갑상선기능 장애가 있는 상태에서는 갑상선샘 증식을 자극하고, 약의 필요량이 증가하는 면이 있으나(4-6), 갑상선기능이 정상인 경우에는 걱정할 필요가 없다고 한다.

[인용논문]

1. Natural Medicines Comprehensive Database. Soy. 2004.

2. Cambria-Kiely JA. Effect of soy milk on warfarin efficacy. Ann Pharmacother. 2002;36(12):1893-1896.

3. Bell DS, Ovalle F. Use of soy protein supplement and resultant need for increased dose of levothyroxine. Endocr Pract. 2001;7(3):193-194.

4. Chorazy PA, Himelhoch S, Hopwood NJ, Greger NG, Postellon DC. Persistent hypothyroidism in an infant receiving a soy formula: case report and review of the literature. Pediatrics. 1995;96:148-50.

5. Jabbar MA, Larrea J, Shaw RA. Abnormal thyroid function tests in infants with congenital hypothyroidism: the influence of soy-based formula. J Am Coll Nutr. 1997;16:280-2.

6. Ikeda T, Nishikawa A, Imazawa T, Kimura S, Hirose M. Dramatic synergism between excess soybean intake and iodine deficiency on the development of rat thyroid hyperplasia. Carcinogenesis. 2000;21:707-13.

맺음말

이소플라본은 우리나라를 포함한 아시아 국가에서 식품으로 안전하게 섭취되어 왔다. 아시아인의 75% 정도가 하루 평균 65mg 정도의 이소플라본을 섭취한다는 연구 결과도 있다[1].

이소플라본을 오랫동안 섭취하는 것이 안전하고, 다양하게 좋은 효과가 있을 것으로 생각되나, 고용량의 이소플라본이 어떤 부작용이 있는가에 대해서는 좀 더 연구가 되어져야 하므로, 아시아인이 지금껏 습식했던 정도의 이소플라본을 섭취하는 것이 현재는 가장 합리적이지 않을까 생각한다(미국 FDA 권장량도 하루 soy isoflavone 50mg 정도이다).

한 가지 고백할 것은, 아직도 각 항목에 대한 이소플라본의 효과에 대한 논쟁은 진행형이라는 사실이다.

지금까지 연구되어진 결과들을 정리하는 과정에서, 필자의 주관적인 희망사항이 좋은 결과들만 수록하였다는 점을 인정한다.

그러나 심각하게 고민해야 할 부작용은 아직 발견되지 않았다는 점을 말하고 싶다.

이소플라본을 예방제로 생각하고 섭취한다면 필자의 조그만 편견도 용서받을 수 있지 않을까 생각한다.

질환이 있다면 당연히 치료제로 치료를 받아야 한다.

병이 있는데, 병원에서 치료를 받지 않고 이소플라본만 잘 챙겨 먹어서 병을 치료하라고 말하고 싶은 것이 아니다.

매일 매일 챙겨 먹는 음식으로서 아주 높은 가치를 주고 싶은 것이다. 약에 대한 부작용이 겁나서, 뭔가 다른 안전한 대체제를 찾는 사람에게 강력히 추천하고 싶은 것이다.

비싸고 희귀한 약초를 먹을 것이 아니라, 우리가 가까이서 쉽게 비싸지 않게 구할 수 있고, 맛있게 조리해서 먹을 수 있는 음식에 대한 재발견에 도움이 되고 싶을 뿐이다.

독자 여러분의 이해를 바란다.

요리에 일가견이 있는 분들은 대두 식품을 이용한 요리를 매일 해 먹을 수 있기를 바라며, 젊은 학생, 바쁜 직장인, 요리에 자신이 없는 분들은 검증되고 질 좋은 두유를 매일 1컵씩 아침마다 마시든지 가방에 1팩씩 챙겨 다니시라.

아침에 진한 커피 한 잔이 몸을 가뿐하게 하고 상쾌한 하루를 시작하게 하는 여성들이여, 커피 한 잔보다 값싸면서 건강에는 더 좋은 두유로 똑똑한 하루를 시작해 보는 건 어떤가?

바쁘고 힘들고 스트레스로 고생하는 대한민국 국민 모두가 젊게. 건강하게. 즐겁게. 살 수 있기를 희망하면서 이만 짧은 글을 마칠까 한다.

[인용논문]

1. Chen Z, Zheng W, Custer LJ, et al. Usual dietary consumption of soy foods and its correlation with the excretion rate of isoflavonoids in overnight urine samples among Chinese women in Shanghai. Nutr Cancer. 1999;33(1):82-87.